U0216887

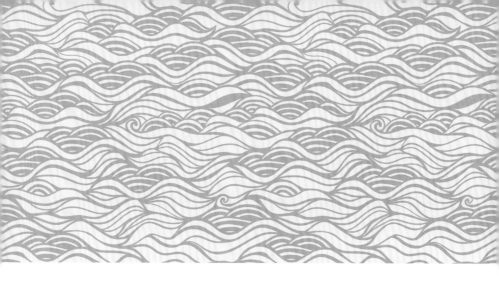

编辑：刘芳芳 黄铭松 高豪情 游一婷

配图：周　瑶

审校：王敬伟

王敬伟全国疗愈工作坊主办方联系方式

城市：机构联系人 / 手机 / 微信

厦门：怀众心理刘芳芳 /18905927311/liufangfang1503

北京 / 天津 / 上海 / 广州：撒红 /13110011729/sh1972

广州：彩彩 /18922253216/lcc3126

成都：樊杰鸿 /13551203456/ChenDu-FanJieHong

临汾：朱朝霞 /18635770361/g998889

台中 / 台北：徐梅 /0933935271/Line:Krystal Hau

高雄：陈琬蓁 /0911676735/Line:fioncwc

爱和美渐次显现

王敬伟深度身心疗愈

刘芳芳 主编

怀众心理 编

厦门大学出版社 国家一级出版社
XIAMEN UNIVERSITY PRESS 全国百佳图书出版单位

图书在版编目(CIP)数据

爱和美渐次显现:王敬伟深度身心疗愈/刘芳芳主编;怀众心理编.—厦门:厦门大学出版社,2020.3

ISBN 978-7-5615-7699-1

I. ①爱… II. ①刘… ②怀… III. ①精神疗法 IV. ①R749.055

中国版本图书馆 CIP 数据核字(2019)第 288989 号

出 版 人	郑文礼
责任编辑	薛鹏志
美术编辑	蔡炜荣
技术编辑	朱 楷

出版发行 厦门大学出版社

社 址	厦门市软件园二期望海路 39 号
邮政编码	361008
总 机	0592-2181111 0592-2181406(传真)
营销中心	0592-2184458 0592-2181365
网 址	http://www.xmupress.com
邮 箱	xmup@xmupress.com
印 刷	厦门市明亮彩印有限公司

开本	889 mm×1 194 mm 1/32
印张	10.25
插页	2
字数	230 千字
版次	2020 年 3 月第 1 版
印次	2020 年 3 月第 1 次印刷
定价	48.00 元

本书如有印装质量问题请直接寄承印厂调换

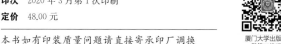

厦门大学出版社
微信二维码

厦门大学出版社
微博二维码

序　言

21世纪的中国,似乎突然进入了一个心理学的时代。首先,2002年劳动部(现"人社部")推出的"心理咨询师"国家职业资格认证考试,在全国范围内掀起了一股"心理学热";截至2017年该考试取消,十五年间,共有数百万人参加该考试及其相关培训,客观上起到了传播、普及心理学的作用。其次,一些重大危机事件的发生,比如2008年的"汶川地震",2010年前后的"富士康员工跳楼"事件等,也使得心理健康问题受到空前重视,心理学俨然成为一门"显学"。

在这股潮流之下,21世纪初期,全国各地陆续成立了一些社会化的心理服务机构,这里面也包括厦门怀众。2004年底,怀众成立。2005年,怀众与厦门市人社局携手开展"心理咨询师"国家职业资格认证培训,并举办了数百期的公益心理沙龙,广受好评。2009年春,怀众首次邀请王敬伟老师到厦门开完形工作坊。工作坊在鼓浪屿海边某疗养院进行,三天两夜,处理了很多个案,让我真正看到了心理咨询、心理治疗的威力和作用,也坚定了我带领怀众深耕心理咨询、心理治疗领域的决心。

从那时起,我开始跟随王老师学习,随着对王老师了解的加深,我越来越佩服他。我经常说,出王老师这么一个人是不容易的。王老师天资聪颖，学贯中西，博采众长，他以《奇迹课程》为指导思想，整合了心理学的各个流派，如完形、TA、家排、心理剧、存在主义、身体工作等，同时融入了佛学、禅宗、道家以及中国传统文化的思想，形成了别具一格的"宽恕疗愈"疗法。该疗法兼容并包、博大精深，自我发展和自我超越并行不悖，上可以认识世界、了悟人生，下可以治疗疾病、指导生活。因此，我们可以说，王敬伟老师是整合式心理治疗的一代宗师，他的疗法直接、有效、究竟，是深度身心疗愈的一个非常重要的法门。

事实上也确实如此。十年来，我亲眼看到很多人在王敬伟老师的陪伴下，走上了疗愈的道路，找回了自己的力量，生活发生了可喜的变化。在由衷高兴之余，我也希望更多的人能够了解王老师的理念与技术，并从中受益。因此，当芳芳提出要编写一本王敬伟老师的治疗文集时，我觉得非常及时和有意义。芳芳2008年从福州大学第一届应用心理学本科毕业，加入怀众。也算机缘巧合，从王老师的第一次工作坊，一直到现在，都是芳芳在跟踪和服务。可以说，芳芳是了解王敬伟老师最多，也是学习王敬伟老师学得最好的专业人士。十年来，她经常浸润在王老师的工作坊和个案中，耳濡目染，加上她文笔不错，也勤奋，故协助王老师整理了很多文字资料。因此，我觉得由她来主编王敬伟老师的治疗文集是再合适不过了。

除了厦门怀众，本书的编写还得到了王敬伟老师在全国各地其他主办方的大力支持，他们也整理了不少王老师的课程及案例资料，并且很乐意加入到本书的编写中，在此深表谢意。当然，我们也知道，我们对王敬伟老师及其疗法的理解，恐怕不及其万分之一，而且难免会有不少疏漏、偏差的地方，因此，本书只能说是不揣冒昧，大胆尝试，管窥蠡测，略见一斑而已，希望王老师和王老师的学员们不吝批评、指正。

黄铭松

2019 年 9 月 9 日于怀众观心阁

因缘具足的第一本书

从 2009 年我开始在大陆带疗愈工作坊以来,就有很多同学催促我写书。当时我看到同学们上课笔记抄得很辛苦,我想如果书出来了,大家就轻松了。但我每次在电脑上打出"疗愈就是化暗为明"这几个字,就觉得要说的都说完了。所以这个事情就一直停顿在那里。

另外,我总认为如果一件该做的事情,应该是水到渠成,自然形成,而非需要勉强用力的,所以就一直等着。当然这事我是有放在心里,只是没有很认真去构思。

在这个过程中,渐渐有越来越多的人帮忙整理上课的一些资料,包括问答、讲座等,特别是怀众心理,这些年一直在坚持整理我的录音资料。慢慢地,这些资料就自然累积起来,而且越来越完整。

今年刚好到了第十年,似乎因缘也慢慢成熟。除了大家汇总的这么多资料,还包括瑶瑶所做的插画,加上芳芳对文字方面有她独到之处,文笔很细腻,整理得十分到位。就像铭松讲的,她是这里和我一起共事最久的,所以,很能抓得到那个精髓。因为语言改写成文字是一件相当大的工程,这大概只有经历的人才会知道。在这个修改的过程中,假如负责的人不够了解,就很容易扭曲原意。就这些因素来说,芳芳确实是不二人选。

在这些人的一起努力下，这本书终于成形了。我们做了 1000 册试行版，内容和版面都安排得很用心。在这个基础上正式出版，增加了一些篇幅，可以给大家更完整的专业分享。

这本书，一方面是让老同学有机会可以复习。不能来上课的时候，它可以陪伴大家。碰到问题的时候，可以重温一些理念，不致走偏。另一方面，对于第一次接触的新人，则可以给到一些概念，作为疗愈的参考。

之所以说是第一本书，是因为还有很多的主题，例如亲子关系、亲密关系、性与金钱、身体与疾病等，这些主题比较完整的理论和更丰富的案例，尚一直在整理中，等时机合适的时候，会再出版。

这里我想稍微解释一下奇迹课程。因为可能有一些读者没有接触过奇迹课程，也许不太了解。这是一部结合心理治疗和灵修，浑然天成的一个法门，把心理治疗带入一个新的境界——灵性的境界。它定义了心理治疗最终的目的，也颠覆了过去的一些心理治疗观念，这点对我影响非常大。

透过对奇迹课程的宽恕操练和理论的理解，我明白心理治疗并不是把案主从痛苦里面救拔出来，把他修理好。而是培养他自己的觉察能力，看到他自己做的决定，以及这个决定引发的人生现状，最后由他自己做一个选择：是否还要继续下去。当然可能很多其他的流派也说过这样的一个理念，但奇迹课程把这个理念阐释到非常究竟的深度。

奇迹课程强调，心理治疗就是去看清，然后进一步化解我们内在的这些障碍。这些障碍是形成目前很多困境的真正原因。最后跟我们的内在智慧连接，看清自己，做一个选择。这个选择的权力完全在案主的手中，并不是我给他的，而是他本有的。

这些年我以奇迹课程的精神做心理治疗，渐渐发展出这个宽恕疗愈治疗体系。当然疗愈还是要评估效果。十多年来，我们确实看到了很多。当然不是所有接触过的人都能达到他的预期，因为改变还要看自己的愿心和觉察能力。但是真的有心要走的伙伴，在不知不觉间，生活上都发生了很多变化。外在的包括亲子关系、亲密关系，乃至于身体、疾病，以及事业金钱上的变化，然而这些并不是我们的目标，而是由这些表象去看到自己内在的障碍。这些障碍化解了，自然就会外显的。而这些变化就像润物细无声，自己也越来越平安。当然，我讲过，宽恕疗愈这个法门的形成，是有众多的因缘。它也不是我自己创造的，我只是充当了一个"集大成"的角色。

如果你看了这本书，觉得书中的内容和自己的状况有"相应"之处，对你有所帮助，那就恭喜你。如果不符合你现阶段的需要，也请不要勉强，因为法门是要彼此适合的。

最后，祝大家都能得到自己想要的平安。

王敬伟

2019 年 11 月 15 日于北京

编者的话：我们都是一样的

一日，开车上班路上，有了和自己独处的空间和时间。我回想近段时间自己的状态，只有一个感觉：忙碌。忙碌使我茫然，我似乎在这样转陀螺般的日子里，渐渐失去了自己。

意识到这一点，我一惊。不禁想起过去在王敬伟老师的觉察工作坊里，其中有一个反思自己的活动："我用忙碌来掩饰……"省略号里可以填写任何词汇。比如：焦虑、悲伤、恐惧、不安……总之，就是在用一种方式逃避内心真正的状态。

所以，我一下看到了自己的逃避。紧接着，我又想起王老师在奇迹课程研习会上提到的人类的四层心理动力：逃避，受害者，内疚，特殊性……想到自己尽管浸润在心理疗愈的世界里十多年，可陷入这样的逃避状态，也还是轻车熟路，甚至一段时间都毫不自知。不免感慨：觉察，疗愈，成长，真的是漫漫长路啊！

那是不是功力深厚如王敬伟老师，就完全没有这些心理动力呢？并不是。在几年前的一次团体导师班，有学员问到王老师：你是不是已经非常清明，都不会落入这些小我的心理动力了？

王老师说：当然不是啊！我也有，就在刚刚做这个活动时，我看到你们完全没有反应，我心里也有各种声音冒出来：

你们是怎么回事啊！为什么一点反应都没有？（受害者）；难道是我带的不好？（内疚，自责）；要不不管了，直接继续下去吧（逃避）……你们看看，就这么短的时间，我内心也发生了这么多心理活动。所以，这些心理动力，我们几乎每天都在用，每时每刻都在用。

尤记得当年，学员们听到老师说完这段话，都笑了，空气中弥漫着一股松了口气的如释重负感。原来，老师和我们是一样的。所以，我会这样，其实也没有什么。

确实，跟随王老师多年，他真的是不断在用各种方式向我们呈现："我们都是一样的"。不仅仅智慧，清明是一样的，那些防御措施、小我的伎俩也是一样的。没有谁比谁更好，需要的只是不断看清楚自己，然后，决定是否重新做一个选择。

写到这里，越来越多关于王老师在工作坊以及生活中的场景浮现了出来。他在自己的人生中一步一步走的路，他在十几年的心理治疗实践中积累的专业深度与素养，他在奇迹课程多年研习与教学中所看到的人性最深处……都化成最浅显易懂的话语，以"观看，等待，不评判"的态度，让我们每个人走在自我成长的道路上。

很多次，很多人在工作坊或者个案结束后，都会向老师表达自己的感谢。但老师总是说："我什么都没做。"他确实看起来什么都没做，除了允许。关于这部分，老师曾经说过这样的话：我没有"治"好过任何人。我所做的，只是协助别人透过了解他自己，找到原本属于他的内在力量，走上他的疗愈之路，最后成为他自己。

但这种不做，背后却更显其深厚的精神内涵。不做的底下包含着尊重、信任和臣服。这些部分的自然呈现，非一朝一夕所能达成。

我从 2009 年开始跟随王敬伟老师,目睹了成百上千的学员在老师的陪伴下,走上自己的疗愈之路,找回自己的力量,拿到自己人生的选择权。我自己也受益匪浅。当然,我必然是受益匪浅的。除了我本人在这些年亲身经历的心理治疗,与王老师一起工作以及工作之余的相处,也对我产生极大的影响。老师是一个内外如此一致的人,所有在课堂里分享给学员们的理念和精神,也是自己完完全全活出来的。

在我和老师共事的十年时间里,有两件事情,对我影响尤甚。

其中一件事是关于和老师合作的课酬事宜。最早开始合作的时候,老师和我们的结算方式是固定课酬。几次过后,他发现有时候如果我们招生情况不是很理想,扣掉课酬以及各种成本,公司几乎没有太多盈利。于是,他就主动和我们说改变课酬方式。每次课程,把所有的收入扣掉成本后,剩下的钱和老师对半分。这样,我们就不会有太大的压力,也可以保证每一次课程都有盈利了。

我记得当时他和我们谈的时候,说到他以前也做过一段时间的招生工作,知道压力是很大的。他不希望我们带着那么大的压力工作。

他当时说的这番话,对我的触动是很大的。他在做疗愈工作的时候,不仅考虑学员的收获,还很关注我们工作人员的状态。那种被看到,被尊重的感觉,对我来说真的是一种很深厚的滋养。也是从这次谈话开始,老师的工作坊就进入了一个新的阶段,几乎场场爆满。很多时候,名额都要用抢的。现在回想起来,当时老师说的这番话,好似扫清了这条路的障碍。从此，我们是真的在一起，心无旁骛地推广深度疗愈工作了。

另一件事是，有一次，我和老师聊招生工作时谈到的。老师说，他希望我们把课程做成像太阳那样，自己会发光发亮吸引别人。那就要做到课程的方向是对的，学员参加了以后是有效果的。这样，别人就自然会被吸引。而不是我们用力地去劝说，营销。

如今回想这么多年的历程，老师说的话确实在应验。他的疗愈工作坊，几乎是靠口碑传播，我们甚至不用多做什么。很多学员说我们是佛系营销，但我自己在这么多年的实践中，也越来越明白，老师的做法确实是对的，我们的不用力营销是有很深的内涵的。成长、疗愈是非常需要个人愿心的一件事情。如果今天是我硬拉着你来，在遇到成长的卡点时你就可能会坚持不下去；在碰到伤痛的时候你可能会选择不去面对，赶紧逃避；甚至还会抱怨我，害得你本来还可以过得下去的日子反而被掀翻了……

因此，我们只要专注做好课程的品质和服务，至于谁最终会走进老师的课堂，就由他/她自己来决定。而这个自我决定和自我负责，本身也是成长的目的。

所以，王敬伟老师的疗愈工作坊，从前期自己决定要来参加开始，就已经是疗愈的一部分了。

老师的这番话让我更加清楚，我们做疗愈工作，就是要内外一致，而不是说一套做一套。比如，绝对不是工作坊里说一套，招生时又做另外一套。而且，最重要的，是随时随地回到自己身上，疗愈自己，成长自己。自己和谐了，周围的一切也会慢慢和谐起来。

转眼，与老师相识已过十年。这十年来，老师持续在全国各地带领工作坊，课程很密集，接触的个案也非常多。他鲜少时间整理自己的心理治疗体系，同时又对文字描述的精准与到位要求很高。所以，这么多年过去了，尽管一直有人想要出版关于他的书籍，但一直迟迟没有结果。于是，我们采取了这样折中的方式，将这十年来，我以及其他伙伴整理的有关老师的理论以及问答集结成册，变成这一本书呈现给大家。希望没接触过王敬伟老师的人，可以通过此书，了解到他的心理治疗精神与方法；而接触过老师的伙伴，也可以不断重温他的分享，持续浸润在他的深度疗愈世界。

而深入老师的深度疗愈世界，会发现，其实他所有的分享、理论、问答，都和我们每一个人的每一天息息相关。就像你接下去翻开此书，会发现老师说的每一句话都是大白话，每一个理论都那么接地气，每一个问答都那么实实在在。他不说那些晦涩难懂的心理学词汇，他会将那些专业的心理知识和观念，用浅显易懂的方式，通过语言或者体验活动，让大家真实地感受到。所以这本书的用词方面，极少有专有名词。

特别有意思的地方即在于此，王敬伟老师的心理治疗所能到达的深度，非亲身体验无法感知。甚至，真的开始体验了，因为老师对我们在成长过程中呈现出来的每一种状态都如此承接得住，所以我们也无法知晓他自己已经走到了怎样的深度。尽管如此深入与究竟，但老师却最擅长用浅显易懂的大白话表达他的理论与精神。包括工作坊的呈现形式也是一样，没有场面与包装，没有艰涩与费解，有的只是实实在在的疗愈和成长。这一切，等待各位有机会细细体味。

本书是王敬伟老师理论和问答，以及案例的集锦。主题很广，我们收录的是一些关于这些主题比较经典的介绍与问答，让读者可以比较轻松地了解重点。除了我本人，还有很多伙伴一起参与本书的整理编辑工作。再次代表王敬伟老师和怀众心理一并谢过：黄铭松、高豪情、游一婷、周瑶、赵玲、宋迎、李莉，各地主办方（撒红、杰鸿、彩彩、朝霞……）以及很多为本书提过建议的朋友们。谢谢各位在本书出版过程中所付出的努力！

刘芳芳

于怀众观心阁

2019 年 9 月 1 日

目　录

自我成长篇

两性情感篇

亲子关系篇

案例分享篇

对话王敬伟

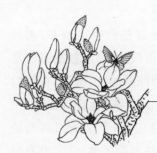

印象王敬伟系列

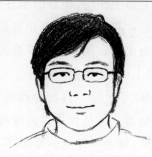

印象王敬伟(一)：
爱和美渐次显现

"漫不经心"的邻家"男孩"

一头柔顺黑发，一副半框眼镜，永远的白色高领衫，永远的牛仔裤和帆布鞋，活脱脱一个邻家男孩的模样，根本不像是一个50多岁的男人，更不像一个功力深厚的"大师"。在厦门第一次完形工作坊，他舒服地往椅子上一靠，嚼着口香糖，第一句话是："我不知道从哪里开始。"这时，一个学员当场噌地站起来退出了。他不知是没看到，还是不为所动，总之没有反应，继续上课，让我捏一把汗。

还好，学员逐个自我介绍的时候，他开始回应，我逐渐发现他的魅力。这是我见过的最漫长的学员自我介绍。从学员的每句话，每个不经意的小动作，他都能帮助学员对自己有所发现。他会说："你试着加大刚才的动作，看看它在说什么。"他会问："你真正要说的是什么？"在他的引导下，不少学员在自我介绍阶段，很欣喜地对自己有所发现。

他的课堂很放松，你爱干嘛就干嘛。他话也不多，只是微笑着。王敬伟经常说的三句话是"对对对"、"是是是"和"我不知道"。但是，在他"轻松"的带领下，学员们却"一触即发"，太多的泪水,太多的打嗝,太多的呕吐,撕心裂肺。最终,是一个个会心的微笑和脱胎换骨。一个学员说:"没有拘束,不用压抑,每个人都自在地和自我感觉为伴,放纵地哭,放纵地笑,放纵地呕吐,放纵地上厕所、吃零食,然后,疗愈就这样神奇地发生了!"另一个学员则说:"世界可以在三天改变,我为自己的发现惊喜不已。"——她原来有很深的恐惧,从来不敢自己一个人睡觉和出远门。课后,她就可以一个人旅行了。

这就是王敬伟,一个台湾大户人家的大少爷,从小就开始思考"人生的意义",曾经因为到咖啡厅当歌手被视为离经叛道。为了内心的追寻,多年来学习过各种课程,并最终成为一个功力深厚、字字珠玑的身心灵导师。也许是返璞归真吧,反而无所修饰,放松,自然,顺势而为。他的课程,对初学者来说,往往无迹可寻,因为他无招。然而无招胜有招,学员们最后都折服于他做个案的顺畅和优美。平时和他聊天,你也不会有压迫感,只有被关注、被支持、被认同的温暖,但是他的话,常会让你沉吟不已。

所有攻击的背后,都是对爱的吁求

"所有攻击的背后,都是对爱的吁求;所有怨恨的背后,都是期待。"王敬伟如是说。通过一个个案例,他让我亲眼看到这句话描述的事实。刚开始"悲惨"的故事,最后多以喜剧收场。因为生命中不是没有爱和美,而是爱和美被"障"住了。去除了"障",爱和美自然就显现了。这就是王敬伟完形治疗的秘密,他称之为"穿越"。当你穿越了,你就豁然开朗。

一个学员这么描述他的"穿越":"学员讲述的时候,他常常沉默着,慢慢拿起杯子呷一口,瞄准间隙,轻轻地抛个问题。

这个问题貌似简单，实则狡黠无比，像一根细细的银针，在你的'障'上，扎上一个小洞。方才还滔滔不绝的那人，忽然顿住，无语，痛——哦，原来问题在这里。"

王敬伟常说，如果用两个字形容完形，这两个字就是觉察。觉察就是对自己和他人更加清晰，从而可以选择对你更有益的行为。王敬伟使用各种方式帮助学员去觉察自己。他有个比喻："我们的内在四分五裂，就像一个拼图。每一次，你都可以发现一小块的自己，最后才能拼成一个完整的图形。"

在海底下，大家都连接在一起

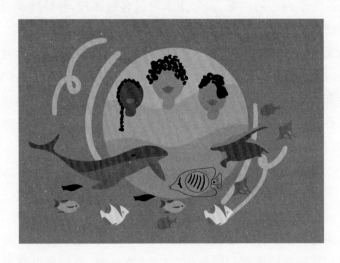

王敬伟说，存在主义认为，焦虑最终的源头来自人生有四个无解的问题：死亡，孤独，自由，和无意义。但是，无解也要解，不然我们的心灵如何安宁？经过多年的痛苦和求索之后，他找到了自己的答案。破解这四个难题的答案是：体会到你和这个世界的连接感或同一感。他有个形象的比喻："每个人就像一个孤岛，从空中看，大家离得很远。但是当你潜入海底，你会发现大家其实都连接在一起。"能够体会到这种连接真的是生命的福祉。那时候，对死亡、孤独感、自由和无意义感的焦虑，都迎刃而解了。

　　在课堂上，王老师让我们直观地看到了我们的"小我"的种种伎俩，以及我们存在什么样的"次人格"，让我们对自己有更深的了解。他让我们了解，人生的动力其实是我们的恐惧和内疚。他让我们明白，一切都没有意义，意义都是我们赋予的。他让我们思考："你是要幸福，还是要证明自己是对的?"遗憾的是，大部分人终其一生，都是在证明自己是对的。因此，常常陷入争吵和冲突、指责和自责。

（文：黄铭松，2010）

印象王敬伟(二)：
只是脸上常带笑容

爱河边的木头人

"一朵木棉一份情,高雄处处见真心。寿山秀,爱河清,平畴千里,繁华似锦;工业城,文化地,人才济济,壮志凌云。啊,国家重镇,世界扬名。"这首高雄市歌,深情款款而又激越雄浑,似乎注定会成为王敬伟老师一生的注脚。

当他还是一年级的小男生时,他经常在放学后跑到爱河边的高雄女中,在草地上奔跑,或者躺着想事情。经常想的问题是:"为什么我是我？为什么我不是别人？这个世界如果没有我会有什么不同？"思考的结果经常让他相当沮丧。

有时候,他会成功地忘记那些问题。但有时候,他又会想起。每当这时候,同学老朱就说他:"你又变成木头人了。""木头人"经验让他付出了代价,一贯的优等生竟然联考落榜,他经历了人生第一次较大的挫折。

再次成功忘记那些问题后他考上台湾政治大学,经历了一段快乐时光。毕了业当完兵后,他到父亲的公司里任高管,开的是奔驰280,名下有三栋房子和几片土地,还有一个非常漂亮的女朋友。有一阵子他就想:"我的人生接下来还要做什么？大多数人努力了一生也无法得到的，我在 28 岁就全部拥有了。如果以后的日子和现在一样，那么我明天死掉和 70 岁死掉又有什么差别？"于是那种无意义感又再度笼罩了他。

路漫漫其修远兮

1988 年，王敬伟在美国拿到了企管硕士学位，却不知道自己要做什么，于是他开始了心灵探索之旅。开始接触的是激励的课程，课程中他初次尝到了与自己的内在接触的感动，也经历了一连串的突破，最后甚至到了一种认为自己无所不能的状态，这种状态维持了一个多月之后慢慢消退，从"极度亢奋体验"中跌落后不知所以。

回到台湾后，他不断地再去寻找其他的途径。他先是选择了一个以"觉察"为主题的系列课程，课程后，他对自己的行为模式有了更深的认识。同时，他又回到企业界工作，却发现没有任何事情能带给他在课程中那种与真实的自己接触的满足感。与此同时，当时流行的《前世今生》（引自谭智华译，1993），让他接受了灵魂转世的观念，安抚了他对死亡的焦虑。他搜寻市面上与此有关的所有书籍，密集地阅读。

后来，他转去一家做教育训练的机构工作。在一次年会上，他在没有准备的情况下带着二十几位同事上场表演，结果演出大为轰动。节目结束的时候，他的内心却异常的平静，那一刻他感到被尊重的需求得到完全的满足，同时他明白，自己要向成长的下一个阶段迈进了。

1993 年，他开始以完形心理治疗为主要学习与实务运用的咨商取向。四年后，他发现了传统完形心理治疗的不足："（出现）过度强调自我的偏差，造成狭隘而流于自私或唯我主义。"这其实也是其他心理治疗容易走入的误区。在此过程中他历经了许多外在的批判及内心的冲突。

后来,在朋友的介绍下,他进入了一个号称为"密宗"的团体。在那儿的六年中,他告诉自己要放下在心理治疗中所学到的一切,努力地守戒律,早晚做功课,观想、持咒、打手印,确实也有过一些像空性这类很特殊的体验。另一方面,在当时那种完全用戒律来压抑自己的状态下,他变得越来越僵硬,无时无刻不在用戒律要求自己和别人。原先在完形中培养出来的觉察能力,让他更清楚地看到自己的每个起心动念都在贪嗔痴慢疑中打转,无时无刻不在造业,每天根本来不及忏悔消业障,觉得自己离解脱越来越远,离地狱越来越近。最后两年甚至开始有想要一死了之,以免继续造业的念头,而且越来越强烈。他越来越难以压抑对这条路的怀疑,终于在一次师父企图染指一名女弟子未遂的事件爆发之后,他离开了那个团体。

在离开宗教团体的那一刻,他彻底地觉悟到:心外求法是求不到的。以前希望能找到一位大师,教自己某个方法,自己就能断烦恼,原来都是在外求。带着"只有老实地探索自己这颗心才是正途"的觉悟,以及对过去心理治疗中的咨询师与个案间那种心理亲密感的怀念,他又回到了心理治疗的圈子。

这时候,完形已经不能满足他,他开始大量地阅读超个人和灵性方面的书籍,或许是因为已经准备好了,他又接触到了十几年前曾经浅尝即止的《奇迹课程》这本书,如获至宝。这是一本以心理学为理论基础的灵修书籍,他在其中找到了很多问题的答案。至此,这个爱河边的木头人终于打通了自己的"任督二脉",成为一代宗师。他在心理治疗中应用《奇迹课程》的理念,在《奇迹课程》的研习中引入心理治疗的内容,使两者相得益彰。

所有方法,一定要在自己身上先用过

或许由于自己走过那么漫长而曲折的成长之路,王敬伟比较容易看清个案的问题,治疗也就有迹可循,立竿见影。个案的种种防卫、种种伎俩,在他面前无所遁形,仿佛他可以看透个案的心。他总是顺势而为,行云流水,却又直达要害,打通关卡,让个案的能量得以自然流动,心灵得以疗愈成长。他的睿智与幽默,总是让人泪中带笑,笑中带泪。

看着一个个悲惨的故事在笑声中结束,看着一个个个案由内而外的种种变化,我由衷佩服。我们经常开玩笑说,王老师的心理治疗可以发声,可以美容,可以治病,可以治疗不孕不育……何尝不是呢? 一切症状其实都是由心而起。

王老师经常提醒我们,"所有的方法,一定要在自己身上先用过"。他是这么说的,也是这么做的。他在自己身上用过了几乎所有的方法,然后汲取各家精华,形成自己独特的治疗方法。他的治疗方法以完形和奇迹为主,但也使用了一些家庭系统排列、心理剧、TA 等理论和技术,同时还自创了"次人格"、"四角宽恕"等独具魅力的技术。

总之,王老师的方法是有效的,同时是深入的。他兼顾自我成长与灵性发展,不仅可以解决现实中的问题,也可以解决人生的终极问题。

一个人真正疗愈后的样子应该是什么样的呢?《奇迹课程》的描述是:"他基本上只有一种特质会变得比较明显,就是脸上更常带着笑容";"有一种方式能帮你活在状似此世又非此世的世界。你不必改变外在的生活形态,只是脸上更常挂着微笑。你的面容安详,眼神宁静。与你同道的人间过客都会认出你是自家人"。

愿我们都成为这样的人,如果你也愿意的话。

(文:黄铭松,2012)

印象王敬伟(三):
平凡之路,后会有期

2015 年个案导师班落下帷幕。

第五天的下午,来自全国各地的学员先后回家。其时正在进行最后一个个案演练,我扮演的是个案小时候。因为受妈妈打骂,羞愧、惊吓难当,我把自己用灰色的毛毯裹着,静静地趴在地板上。

当我从毛毯里出来时,班上的同学只剩一半。我们继续。大概过了十来分钟,个案结束。我们进入了讨论环节。

剩下的几个同学还在认真地问着问题,老师也在回答着。我们讨论着在场景重现环节,有时候不一定要事先知会案主。突然将其带入当时的情境,更容易激发起案主当时被压抑的情绪。案主频频点头,说确实有很不一样的效果,更逼真,也更直接。大家也还在认真地做着笔记。

等所有的提问和讨论都结束了,大家面面相觑,都笑了起来。敬伟老师说:"呀,只剩下这些同学了啊。轰轰烈烈的导师班,怎么就这样草草收场了。"

我们都笑了。我打开手机视频,想录下老师最后要叮嘱的话,稍后再发到导师班群里。谁知老师没说啥,就说了几句话:"那我们 15 天的课程就到此结束了。要说的话,在课堂上也说了很多遍，没有什么还要说的了。接下去大家可以多实操，或者到工作坊里当助教。"

因为敬伟老师晚上还有一个远从外省来的个案，我们几个人就准备下去简单吃点饭，继续工作。

走在会场外繁华的街市，我有一种很深切的恍如隔世的感觉。最后五天的导师班（一年十五天，分三次进行）结束了，看老师做个案，看学员做个案，自己当咨询师，当代表，所有人在每一次个案结束后的回顾、发问和讨论，老师继续倾囊相授，一次又一次地重复他的原则和考量，以及鼓励我们去试试，就只是去试看看⋯⋯

如此深入地与每一个生命发生连接，如此心无旁骛地听老师分享他如何做治疗，好像整个身心都处在一个深不见底的世界，探索，再探索。如今回到现实生活中，知道课程结束了，暂时不会再回到那个场里，一直回不过神来。我想，我们都需要消退一长段时间。

脑海里还一直都是老师的话：

1.案主身上就藏着所有的答案。

2.我没有想很远，我只在现在，只和案主在一起。

3.如果不确定，你就去试试。只是去试看看。一击不中，全身而退。

4.咨询师在疗愈的道路上能走多远，就能和案主一起走多远。

5.你的所有模式，都会在咨询过程显示出来。如果你不允许自己的情绪，案主情绪一出来，你也会不由自主地想要压制住他的情绪。

6.这样的问话不需要什么技巧。只要你是纯粹地好奇，这些问话是自然而然就会出现的。没有什么技巧可言。

7.所谓的专业，就体现在各个细微的地方。问案主"你说完了吗？"和"那你还有没有什么要说的？"，也许是表达同样的意思，但对方会有完全不同的感受。

8.没有什么技术是必须一定的，每一种都可以去试看看。

9.当你知道为何的时候，如何就不是问题。只要知道为什么这么做，可以选择的方法就有很多种。

……

老师一遍一遍地重复着这些原则，我们却总是在实践时完全抛之脑后，事后回想起来，又懊恼地拍大腿说怎么就没想到这个。当然，技术的应用并不是治疗的重点，重点是我们在和案主接触的过程中，是以一颗什么样的心在对待。是全然、放松、当下，还是紧张、焦虑、不知所措？当我们处于后者时，往往没有清晰的心智去面对眼前这位案主，过往学习到的技术也自然抛诸脑后了。

以什么样的心态去对待，取决于我们作为咨询师被疗愈的程度，以及对咨询师这个角色所抱持的看法和期待。而这些心态，就是在导师班不断地被直面和磨砺的。是觉得咨询师是胜人一筹高人一等的拯救者，还是我们只是"伴游"，陪伴个案去走他/她该走的路？我们要在每个当下对自己的角色有很清晰的觉知。老师说："这只能慢慢来。但这个慢慢来，是真的很慢。"

老师还总是说："逃避的方法有千万种，解决的方法只有一种：就是转身去面对，跳进去经历。很简单。但这个简单，往往最难，因为我们总是想绕过去。"

因此，在敬伟老师的疗愈课程里，没有场面和包装，就是这么简单；只有疗愈和成长，就是这么艰难。因为，要我们直接跳进当时让我们害怕的"苦海"再去经历一番，确实是令人想而生畏的事情。尽管这是最快最直接的唯一解决之道，我们也还是犹豫和挣扎才肯下海。

导师班最后一天，来自上海的学员鱼头写了一段话评价老师："觉得王老师像心理界的曹雪芹——处理个案有恢弘的框架，有淬炼的细节，有对人情深度的体察，有对所有角色的看到，有对所有发生的悲悯。好难折服于一个人，跟他学了三年，感觉再也学不会了！现在我们之间隔了一个银河系——跟着曹雪芹学写作的心得。"

几个一直跟着老师学习的学员大呼鱼头总结得太好，比喻成曹雪芹也很精妙。曹雪芹的功力，只有看过《红楼梦》才知道。而每次看《红楼梦》也都有不同的感触，可能会看到越来越深的层次。并且，看懂了《红楼梦》，对曹雪芹可能只剩下惊叹和膜拜。如何去评价和描述他，好似万千话语在心头，愣是一句也说不出口。

后来另一个学员对鱼头说："你能看到王老师的这般功力，也是很不容易的。"我表示非常认同。我们一群人跟着老师这么些年，刚开始觉得老师不过如此，到现在只能缄默和目瞪口呆，并且看到我们和老师越来越远的距离，是因为我们体验过疗愈之路的艰难，体验过作为咨询师的不易。越深入越觉得自己不会，越学习越觉得和老师的差距，说起来拗口，但个中滋味，真的是一言难尽。

这些年，上过王敬伟老师疗愈课的人，好些不见了，好些留了下来。不见了的学员，或者看不到老师的深度，或者太看到老师的深度。而我们这些懵懵懂懂的伙伴们，跌跌撞撞，凭着内心那股"对了"的力量，走了这条不归路，个中滋味，也还是一言难尽。

一毕业就遇到王敬伟老师，七年来，看着他朴实无华的个人风格和疗愈风格，我越来越难觅华丽的辞藻去描述和赞美他。内心只觉得老师走的是一条再简单不过的"平凡之路"，踏实、平淡，一步一个脚印。唯一的收获就是内心的平安和越来越少的恐惧。

（文：刘芳芳，2015）

印象王敬伟(四):
欺负你刚刚好

一次,个案忆起自己小时候被妈妈嫌弃,被小伙伴欺负,边说边哭。于是,老师叫几个代表扮演她的小伙伴,嘲笑她、奚落她、推搡她。她伤心、生气、还击……一段时间后,老师叫代表们退下。个案渐渐安静下来,但样子颇为落寞,似乎有些不知所措,欲言又止。这时,老师远远地抛来一句:"对啊,欺负你刚刚好……"

我先是诧异,随即暗暗赞叹,老师这句话说得太好了!简直是一语中的,入木三分!很多人,正如这个个案一样,骨子里觉得自己不够好、不值得,因此,别人如果对她好,她受不了;如果不理她,她又觉得太孤单。于是,她的人际关系就变成了"欺负你刚刚好"。表面上是别人不好,欺负她。内心深处,其实这才是她要的,才刚刚好!

这是非常深的一种心理动力,一般人很难看到。我们也许会说:"笑话,我哪有那么蠢啊!我当然要幸福啦,要别人对我好啦!我干吗要别人欺负我?我变态啊!"听到这样的话,老师经常会笑笑地说:"抱歉,每个人骨子里都是变态的。"他对人性的洞察,可以说是到了登峰造极的地步。一个平常总是苦哈哈的学员,非常奇怪自己为什么总是走不出来。老师说，"其实你很喜欢那种凄美的感觉，但你又不允许自己享受"。学员惊呆了，原来自己想要那种凄美的感觉，但又不允许自己去好好体验那种感觉，自己跟自己对抗，于是就形成了僵局。看清楚这一点以后，那个学员清明了许多，生活也慢慢轻松起来。

老师经常说，做个案就像破案。基于对人性的深刻洞察，无论多么错综复杂的个案，老师总是能够从中找出蛛丝马迹，跟踪追击，直至真相大白。有一次，一个学员在个案过程中，靠在墙上哭，大家都安静地陪着她。过了一会儿，老师突然问了一句："是谁？"她回答"爸爸"，然后嚎啕大哭……事后大家都很纳闷，当时那个个案刚开始不久，前不着村后不着店，老师怎么会看到是她跟父亲的议题呢。老师说，当时个案的哭声和她所呈现的状态，看起来退行到了小时候，这显示可能是小时候她身边的一个权威角色影响了她……

类似的例子不胜枚举，赞叹之余，我们也很好奇："老师，你为什么这么厉害？你为什么能看出来？你是怎么做到的？"老师总是淡淡地说："因为这些路，我自己都走过。我用在你们身上的方法，我都在我自己身上用过。"我觉得这两句话是非常诚恳的。因为走过，所以知道；因为用过，所以笃定。言下之意，不是我多厉害，而是我自己亲身经历过，所以能够理解。我想，正是因为这样的经历和心态，让王敬伟老师成为一个真正"见自己、见天地、见众生"的一代宗师。

（文：黄铭松，2016）

何谓抉择者？兼述王敬伟老师如何走上心理治疗师这条路

在次人格练习环节，我们不断提到抉择者。这里的抉择者，可以理解为"做选择的自己"。刚开始，我们对抉择者这个角色会非常模糊。我们会说，我平常也在做选择啊，这没什么特别的。但奇迹课程说，我们平常做的选择，严格来说，那不能算是一种选择。

比如，你辛辛苦苦加班加点完成的一个方案被上级无情地否决了，你陷在各种愤怒和委屈的情绪之中。你气不过，想着是现在找上级好好评评理，还是我忍一忍，这个愤怒也许就过去了。如果去找上级评理，很有可能不仅没有解决好问题，还让上级对我的印象更不好；但是如果忍着，我就是咽不下这口气，我也很难受。所以，我到底应该选择哪一个呢？

上面的例子，看起来有两个选项，其实我们是在两难之间做选择。这个严格来讲不算选择。

这就像有人对你说，我给你两个选择，你是上吊死，还是服毒死？

当我们在小我的层面做选择时，我们一定跳脱不出痛苦的结局。最后一定是受害者，不是带着怨恨就是带着内疚。真正的抉择者，是完全跳脱出这种两难的层面，完全做出全新的选择。

那抉择者要怎样才能出现呢？

第一步，当你把眼光从往外转到往内，你开始看自己的时候。我们平常的疗愈工作坊做的就是这些。当然在这个过程中，我们会有很多情绪。刚开始我们都是逃避转移，"不要去想它，日子就这样浑浑噩噩地过吧"。慢慢地，我们开始去看到自己怎么会变成这样子？然后就开始想这些都是谁害的：老公害的！孩子害的！老公不爱我，孩子不听话，这害我今天这么累，这么委屈！然后再追究下去，是小时候父母害的，会有经历这个"受害者"的阶段。然后再往下，会看到自己其实也不怎么样，自己也有很多做的不对的地方。我们也会开始有很多内疚。这个时候我们的眼光就开始往内了，最后我们会退到一个位置。

退到一个位置，就有机会停下来想想：我还要不要继续这样下去？这是第二步。

当然我现在只能讲一个过程，全部这些要你亲身经历过才会真正体验到。就像我们课程里做的一个案例。她以前一直在讨好父母，然后这种讨好不断泛化衍生。刚开始想找个男人让父母看看，后来又想着怎么样让这个男人对自己更好更关心一些，于是开始讨好这个男人。讨好父母也是为了他们能对自己更好，讨好男人也是为了让他对自己更好。看起来从父母到了男朋友这里，好像是不一样的，但其实都是同一条路，都是在泥沼中，只是往左一点还是往右一点，但本质还是陷在泥沼里。并没有抉择者出现。因为抉择者就意味着从泥沼里爬出来，不再陷在里面。

所以，在这个个案中，是在什么时候她的抉择者出来的？

还记得吗？她说哪一句话的时候？

学员：我要做个成年人。

王老师：OK。当自己真的不想再这样下去时，想要做一个自我负责的成年人时，这个抉择者就出来了。

当然并不是说你学《奇迹课程》以后才会有抉择者。抉择者一直都在，只是奇迹课程用这样一个名称来叙述我们的意识运作。平常在某些时刻抉择者也会出现。通常你很痛苦的时候，或者你陷在一个状态里面太久，真的打算去看一看的时候，那个抉择者就会出来。

像我自己的话，回想起来，当时有一个情绪，我陷在里面太久了。那时候的改变已经不是说要想把现状搞好一点，能过下去就行。而是我想要跳出来，完全走另外一个方向。奇迹课程说，那个其实是一个生命的转捩点。

大概十几年前，我离开那个宗教。在离开之前，我在宗教里面呆了很多年，而且把很多钱都扔了进去。我也离婚了，根本就跟原来的生活完全断绝关系，都生活在道场里面。后来发生了一些事情，我终于决定要离开。这里其实有一个抉择者，就是决定要离开。当然在这个之前的几年，我想要离开的念头也一直在酝酿。每次想走的时候，就跟自己说不能走，你已经投入那么多了。要放掉以前投入的那么多，很不甘愿，很不舍得，也不愿意承认自己被骗。最后终于发生了一些事情，我告诉自己，这里不能再呆下去了，这不是正道。后来决定离开的时候，是真的需要一个抉择者的力量。如果没有这个抉择者出现，就总是想再捞一点回来。好像总是存在一个希望，但其实越存希望，亏损就越多。

就像赌徒在桌上，好像在选择我这一把要下多少，我这一把要不要下？其实这都不是选择。真正的选择是我不玩了，我走。

我人生的前面部分我大概简短一些描述。后来回到现实生活中，我妈帮我在大学找了一个行政工作。工作内容都是很表面的东西，拿政府的预算，办一些研习演讲。要找人来演讲，还要求人家来听。请人讲要花钱，发通知出去召集人来听时，会送纪念品。有时候又怕人少，就去叫学生来充当听众。因为要照相做证据，这样从后面看人头满满的。年底前要想办法把预算花光，这样第二年才会又有预算下来。我的工作就是重复做着这样的事情，毫无意义。

我每天到办公室就想睡觉，真的觉得好累好累。每天早上都在拖延，九点钟起不来，赖到十点钟起来。因为开车到办公室一个小时，我就想十点钟起来，到那边 11 点又要准备吃中饭了。算了算了，下午再去。下午拖到两三点到那里，就开始等什么时候下班，现在走会不会太早？那段时间一直过的是这种日子。

每天回到家里，也没什么事情做，然后就想办法让自己过得有意义一点。但是不知道什么有意义，就每天看电视节目表，找那种看起来让我觉得自己有在进步的节目。那时候网络还没有发达，大家都有在看一些 Discovery 的节目，关于活佛，灵魂，轮回这方面的内容。我还去买了一个可以设定预录节目的录影机，录完后还烧成光碟，烧成光碟后还制作封面。我其实就在没事找事做，只是看起来好像有在做点什么，给自己一个交代而已。每天晚上经常在电脑前眼睛都已经睁不开了，还舍不得去睡。其实也不知道在看什么，经常就随便找个主题，然后去搜索文章阅读。如果搜索的过程中有提到别的主题，就再去搜索那一个。

这样子过了大概一年多。那时候，每天晚上都重复这样的生活，久了以后我越来越觉得不对劲，但是停不下来。每天我都在问自己到底在干什么？直到有一天晚上突然觉得我好像在逃避一个东西。好像有一个东西在追我。我就去感觉那是什么东西？好像是一种孤独的感觉。确实在那时候，我以前的朋友全部断光了，几乎没有来往，孩子也不在身边。那天晚上，我知道那个东西就要把我吞没了。

通常抉择者在这样的时候才出现。奇迹课程称之为"心理上的绝境"。

当时，我就有"自己要完蛋了"的那种感觉。当然并没有发生什么现实的事情。就觉得那天晚上，那个东西已经如此靠近我，我可以感觉到它已经在这里（编者注：老师指了指自己头部后上方部位），下一步就要把我吞掉。那时候我就想："好吧！既然要死，我就要死得明明白白。不要逃了！反正也逃不掉。"我在心里面转身面对："我就看着你，我看着你把我吞掉。"

但当我转身的时候，我发现那东西反而就降下来了。我说："你来啊！你来啊！"我以为那个东西会像巨浪一样吞噬我，结果那个巨浪非但没有吞噬我，还直接下去了。

我才发现我逃了一年多，根本就是自己吓自己。那个经验其实给我很多的启示，恐惧是自己创造的，你越逃避会越害怕。越害怕就越想逃，越想逃你就越害怕。大家有没有这种经验？你晚上回家的时候已经很晚了，你走在巷子里面，然后你突然心生一念，会不会有坏人？我要走快一点！当你开始走快的时候，你会不会觉得安心？不会。你跑得越快，你越害怕。越害怕就跑得越快。对吧？一直跑到家里，关门，心想完了完了完了，但真的转身一看，什么也没有。

所以，我当时就发现，原来自己在逃避一个自己想象出来的东西。

好，既然原来的孤独感不是问题，接下来我就问自己，以后的日子要怎么过，还要过这样的日子吗？我不想。如果不想，那我想要干嘛？我也不知道。

其实也不是不知道，是自己把它封死了。我一直都在质疑自己："你都几岁了？你要从头开始？那你要从哪里开始？会有人要你？"都是这些念头。

那一刻，我开始回想这一年多的状态。每天早上起来的时候，就把所有感官全部关掉，像个机器人一样到办公室做那些该做的事情。然后等到下班，好像可以做自己想做的事情，但是又不确定是什么，就只能上网。晚上睡不着，早上起不来。那为什么晚上睡不着呢？其实是不想睡。为什么不想睡？因为那时候我就不用当机器人，好像晚上才是真正属于自己的时间，所以不舍得睡。但其实也没什么特别要做的，那一年多根本就是一种半死的状态。

然后我就问自己，我是不是不知道我想要做什么？只是觉得自己像一个机器人，像一个半死的人？那这段时间有没有什么时候我觉得自己像个活人？

这里说的活人并不是说有在吃饭，有在睡觉就叫活人。活人是那种完全开放的，跟环境有互动的。我想了半天，想到那时候，每个月有一个礼拜六的下午，我会和一个朋友一起带一个心理治疗的工作坊。我发现只有那半天我是活人，其他时间都是关起来的。

一旦发现这一点,其他什么都不是问题了。"你几岁了?你将来要做什么?会不会有人接受?能不能混得下去?"这些都不是问题了。我就知道,我要走的是心理治疗这条路。其实以前也不是不知道,可是以前有很多顾虑,会质疑自己:"你现在开始你做得出名堂来吗?就算做出来你都几岁了?人家会怎么看你?"在那一刻,当我知道我真的想做心理治疗的时候,这些统统都不是问题。因为我要当一个活人。

于是我就开始考虑要怎么样走上这条路。

当然我以前也有在心理机构工作过,也上了很多心灵成长的课程,但是后来进了宗教以后,那些都放在一边了。那时候就想去考一个心理师。刚好台湾那时候有新的规定,一定要在研究所读心理相关科系的硕士以上学历才可以。在那之前有个朋友一直拉我去考研究所,都被我拒绝了。我以前想,都这个年纪还去搞这个干什么,但是那个人还比我大两岁。但现在,既然从事这个行业需要这样的条件,我就决定去考研究所。

但是距离考试只剩 40 天,我还完全没有准备。刚好第二天我妈跟朋友聚餐,我陪她一起去,在聚餐的时候大家闲聊,我说我想考心理咨询的研究所。刚好这群人中有一个朋友说,他一个部属的小孩,刚从我要去读的学校毕业,他说可以交流一下,我说好啊好啊。然后我第二天就跟那个人联络了,我跟他说我现在只剩下 40 天,他说来得及。我很高兴,我也不管他说怎么来得及,我只需要这句话。

但是报名的时候,我还是拖到了最后一天的下午。五点钟结束,我四点钟才到那个学校报名。报名完以后就开始准备。因为我是听觉型,我一看那些专业书就想睡觉,所以我就找那个部属的小孩。我请他每个礼拜花一天的时间告诉我重点，我就根据那些重点复习。因为他知道学校老师可能会出什么题目，要往哪一个方向准备。

以及之前那个比我大两岁的朋友他也要去考，他准备了两年，我也请他每周用一个下午告诉我，哪些是重点。我还报了两个短期的课，一个月之内结束。这些加起来每个礼拜四天的时间。就这样准备着。

因为我读的那些东西真的很无聊，我还告诉自己，我要最后一名考上。因为我要花最小的力气，多一分我都不愿意花。如果我是倒数第二名，那表示我比倒数第一名还多花了一点，我不要！

考完了就开始等待结果。放榜的时候正取没有考上，是备取的第六名。那个刚毕业的同学说很有机会！因为考这个专业的都是同样一群人，每个学校都去考。所以如果他们上了其他的学校，就不会来这个学校了。那就可以候补上。前三名很快就补上，第四名，隔了一两周才上。又隔了好久，剩下一个月时，第五名上了。那下一个就是我了。然后就开始漫长的等待，毫无动静，一直等到快开学。当时好多人说我帮你祈祷，希望能上。

我还很清晰地记得，那一年是 9 月 6 日开学。9 月 3 号晚上，我在办公室快要下班时，接到学校打来电话，他说又有一个人退出了。他们给我寄通知书已经来不及了，所以赶快电话通知我。

我真的最后一名考上了。

然后我就去念研究所了，一起的还有那个比我大两岁的朋友。我当时还在想，我们的年纪比那边的教授还大，同学也都是大学刚毕业的，二十多岁，最大的不过三十出头。教授会怎么看待我们呢？我们虽然之前有很多实践经验，但是我想象在那些学院派面前，我们是属于江湖派的。他们会不会瞧不起我？人家可是学术的殿堂出来的。

结果发现完全没有。教授很尊重我们的经验，因为他们自己在经验上不是很多，他们都是在教学。在上课的时候，他讲着讲着，会问我："敬伟，那时候你们是怎么做的？"我很得到尊重。包括同学，根本也不会认为我们年纪这么大了，还来这里干什么。相反，他们会觉得我们很有经验，有一些人还找我做个案。慢慢地，有一些台湾南部的学校，知道我是学完形的，会邀请我去讲一些讲座。有一些学校的老师或者教授，会邀我去给他们的学生带半天的完形工作坊，让他们体验一下。

所以在研究所，完全没有我想象的瞧不起或者异样的眼光，都没有。而且慢慢地，邀约越来越多。后来又接触到奇迹课程，跟若水认识，慢慢地，若水又让我跟她一起带领研习会。就这样，朝着那个方向一直去。

生命的转捩点，就是那天晚上，那一刻。大部分时候都要等到那个时候，抉择者才会出现。要不然一定是得过且过，过一天算一天。每天晚上发誓明天我一定要怎么样，然后第二天早上继续以前的生活。会一直这样持续，直到你真的再也受不了。前面我们谈到的心理上的绝境，奇迹课程是这么说的："没有人不是面临此一绝境，才超越过去"。

在那种最重要的时候，抉择者会出现，那时候突然很多事情都变得非常清楚，什么顾虑、担心、害怕，通通都不是问题。要走哪个方向，变得非常清楚。但是平常呢，用奇迹课程的话来说，抉择者都在昏睡，我们都在这边随波逐流，这么多次人格换来换去，没有一个主体。那个主体用白话来说，就是"做你生命的主人"。什么叫做自己的主人？都听过。我们觉得有啊，我都在为我自己做决定啊，但是没有那种主人的感觉。并不是你没有那个部分，而是你的意识没有放在那边。

那是非常清明的一种状态，我们现在只能用讲的。但是如果你经历过，你就知道，那是什么样的感觉。其实每个人的生命中，可能或多或少都曾经经历过，非常清楚、清晰、清醒，只是过了那个片刻，又开始浑浑噩噩了。所以我们以后慢慢地练习，当你进入那个片刻的时候，在里面待久一点。平常多练习尽量少掉入次人格的漩涡里面。掉入也没关系，只要你觉察到自己又掉进去，其实你已经开始要从里面出来。

对，讲到这里我想起来，当时准备考试的时候，我还报名了两个课。其中一个课的第一节，老师让我们每一个人都讲一讲为什么要来上这个课。当时有十几个学生。有的说他准备退休，希望职业上有第二春；有些人本来在学校当老师，希望通过学习可以成为心理辅导老师；有些年轻的同学说现在台湾少子化，需要老师的数量越来越少，师范毕业后，考不到教师证，或者考了教师证也没有学校聘请。所以就来学多一个技能，以后也许可以转行。当老师问到我的时候，我就记得很清楚，我用英文回答了他，我说："Can't go on like this。"翻译成中文就是：不能再这样下去。

当然，小我不会立刻做一个决定，马上就能离开现在的状态，改变的前期都要酝酿很久。我们更多时候是选择得过且过，能够把现状改善一点就行了，不要那么痛苦就行了。然后发现生命好像一直陷在一个状态里面，出不来。抉择者一般是要到无路可走了才有可能出现。

所以，关于疗愈和改变，我简化成了两个步骤。并不是一开始就告诉自己，我要当抉择者，马上要改变。不是这样的，我们也做不到。第一步，是回头来看自己，看清楚自己的现状，看到自己原来做了什么决定。是原来就想这样子混过这一生？还是原来就给自己定了一个很大的目标，但是心里面觉得根本不可能达到，只是每天喊喊口号，自己给自己交代？

看到自己在干什么，心里在想什么，这一步最重要。看清楚以后，第二步才是你的选择。你要继续吗？还是想换走另外一条路走？说实话，看清楚以后，你未必会选择走另外一条路。有时候你还想在里面拖一下，明明知道不行，明明知道这日子过下去会是什么样子，但还是心存侥幸。或者明明知道没有希望，但是就想陷在这个痛苦里，因为就想当受害者。

在奇迹课程二阶里我们会讲得比较清楚，痛苦是很有吸引力的，我们这边就不讲那么多了。你可能还想当受害者来得到关注，来控诉别人。未必看到以后，你就以为自己不会再控诉了。不一定。很多时候，你就是还想要控诉，千万不要低估小我的动力。它对我们的影响，那种致命的吸引力，千万不要低估。你说那不是无解了？并不会无解。陷在痛苦里面，你只会越来越苦，迟早你会受不了。也许受苦能力高一点，你就能呆久一点。像我受苦能力就不是很高，一点点苦就觉得受不了。但每个人受苦能力都是有限的。奇迹课程说，你的受苦能力虽高，但终究有限。

这是其中一个转机。所以为什么到最后每个人都会得救，因为迟早你会受不了。

（整理人：刘芳芳，2019）

节录自《奇迹研习会一阶》

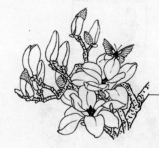

基础理论篇

王老师，
请问什么是"宽恕疗愈"

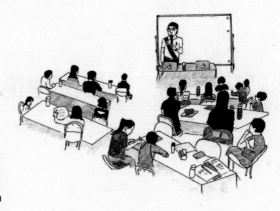

王老师:ok,那我们开始上课。

学员:老师,宽恕疗愈到底是哪门哪派啊？以前在心理学江湖上没听说过啊。

王老师:我做了很多年心理治疗的工作,慢慢整合出一套方法,但无以名之。后来一个朋友给我建议,让我用宽恕疗愈。我想了想,不错啊,好像也想不出更好的名字,于是,它就这么诞生了。

什么是"宽恕"

学员：老师，那什么是宽恕啊？

学员：听起来是原谅对方？

学员：或者放下？放下执着，放下烦恼，放下创伤？

学员：原谅别人，放下伤痛？

王老师：宽恕确实有原谅，放下的意思。但真正的宽恕并不是劝自己原谅和放下，而是在疗愈的过程中，经过探索，找到自己内心怨恨、恐惧、内疚等各种状态的真正来源，然后用一些辅助的方法来穿越和化解。当这些部分真正地被化解时，才能谈得上真正地放下。而且很多时候，经过疗愈的过程，我们会发现：原来以为是对方引起我们的愤怒、委屈等各种情绪，其实跟对方并没有直接的联系，只是自己原有的部分被他勾到了而已。

"疗愈"和"心理咨询"有什么不同

学员：老师，你一直说到"疗愈"这个词，那这个跟平常的"心理咨询"不一样吗？听起来好像很厉害的样子。

王老师：如果说有不一样，应该是比一般传统的心理咨询更深入，更究竟，解决得更彻底。很多时候，我们都会找到案主之所以形成这种模式的根源，然后在根源上做工作。解决了这个根源问题，大部分的表面问题就不攻自破了。所以，疗愈是一种更全面、更深入的心理咨询。

什么是"宽恕疗愈"

学员：宽恕疗愈到底是什么样的心理治疗方法呢？

助教老师：这问题让我来回答吧！我们有整理过宽恕疗愈的介绍。

宽恕疗愈是王老师在多年的实务经验以及灵修操练的基础上，以《奇迹课程》的理论为架构，融合了完形、心理剧、家排、存在主义、TA、身体工作等心理学流派的精神和技术，发展出来的一套独特的心理治疗方法。

其特点主要为：

一、它是深度、究竟的治疗方法，直探问题根源，通过直接面对和深入体验的方式，化解、穿越过往创伤的束缚。

二、它考虑了华人文化的特点，将文化传统整合进心理治疗中，因应时空和对象的不同而有所调整。活泼、弹性、融入。

学员：老师，听起来，你的宽恕疗愈就是整合了很多心理学流派，然后用它们的各项技术，用体验的方式帮助案主疗愈？

王老师：对，可以这么说。

宽恕疗愈的方法和心理动力地图

学员：老师，那你是整合了其他心理学流派的哪些技术呢？它们如何发挥各自的作用呢？

王老师：在治疗的过程中，我们一般需要去探索、寻找让案主形成固定模式的关键性事件。系统排列的方法让我们可以利用代表的感应力，越来越靠近核心；心理剧的方法增加了临场感，案主又经历了一遍当初对自己影响深刻的事件，内在的感受更容易被激荡出来；而完形治疗的直接、精准，可以让我们快速处理核心议题，不在外面打转。

这些技术都可以帮助案主更迅速、更透彻地处理当下的关键议题。而《奇迹课程》呢，它很清晰地绘制了小我的心理动力地图，从最表层的"逃避、转移"到"证明自己是受害者"到"常伴左右的内疚、恐惧"到"时刻感受到孤独、匮乏感"到"证明自己的特殊性"，一层一层不断深入。

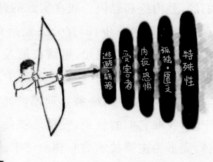

这些心理动力也是阻碍我们感受到爱和平安的障碍。我们的治疗，就是利用前面的技术，将这些障碍一层一层掀开，经过直接面对、穿越，最后化解、放下。每掀开一层就会让我们更加轻松自在。

哦，对，还有 TA 交互沟通理论里面说到的"心理游戏"、"早期决定"、"人生剧本"等概念，对治疗也有很强的指导作用。还有身体工作（Body Work），我会在治疗过程中辅以身体的按压，促进案主情绪的宣泄和能量的畅通。

形成过程

学员：老师，那你的宽恕疗愈方法，大概是什么时候形成和发展的？

王老师：我大概在 20 年前就开始学习完形治疗，但慢慢形成"宽恕疗愈"这个方法，是在我深入接触奇迹课程以后。

大概是在 2002 年，我开始深读《奇迹课程》，越深入，越发现里面的精神跟心理治疗能对应上。我也开始在治疗过程中去实验，看看《奇迹课程》里面讲的是不是对的。课程里说，真正影响我们的，是内疚和恐惧。我在实践的过程中确实发现，有些个案真的要走到这一步，即充分去经历自己的内疚或者恐惧以后，整个人才会真正放松，事情或他人对自己的影响也才会真正过去。真正的"宽恕"在这个过程中不断发生。

后来，我在 2006 年开始接触心理剧，2007 年开始接触家族排列。于是，我取它们的强项，慢慢地融合进我原来以奇迹课程为精神，完形为主要技术的心理治疗中。所以，宽恕疗愈方法的形成和完善，是一个渐进式的过程。

如果以这样来算，宽恕疗愈应该是从 2007 年开始变成一个比较完整的治疗方法，到现在已经超过 10 年的时间，但一直还在完善中。在这些年实践的过程中，完形，心理剧，系统排列这三个主要方法越来越无缝接轨，慢慢地融合成完整的"宽恕疗愈"。我自己在实践的过程中也发现治疗的深度不断在提高。每一两年都可以感觉到现在的做法比之前又更深入更顺畅一些。

跟其他流派有什么不一样

学员：老师，那你这个方法跟其他流派相比，不一样的地方在哪里呢？

王老师：我们也是整合了很多流派的技术，所以其实有很多一样的地方。如果一定要说不一样，也许是我们在治疗的过程中，是以《奇迹课程》的理论为精神指导。

奇迹课程揭示了人类很深的心理动力,我自己在实践的过程中也不断验证到它说的是对的。所以,有这个心理动力地图,我们在做个案时一般能做到很深的程度,以及可以判断目前案主处在什么样的阶段,大概要做到什么程度才可以把一个议题做透。

另外,因为我是取各个流派的长处并整合在一起,所以我反而不会被各个流派困住。

我以前在学心理剧时,班上的同学都是长期学习这个方法的,他们在做个案时,会一直纠结:"这样子算不算心理剧?""那样子合不合心理剧的做法?"钻研家排的也有这样的现象,会不断强调"这个才是家排,那个不是家排。"对这些流派的执着反而会让他们忘了治疗的真正目的:为了让个案的效果更好。宽恕疗愈就是很弹性地使用这些方法,一切都为个案的需要和效果服务。

当然,如果别的方式对你来说,是你要的,或者你觉得已经够了,那就恭喜你,用那个方法就好了。但如果你觉得那些方法好像一直都解决不了根源的问题,那也推荐你来"宽恕疗愈"试看看。

适合什么样的人

学员:老师,我听很多上过课或者做过个案的学员说过,你的宽恕疗愈很有效。那你建议心理工作者都来学学这个方法吗?

王老师:没有耶。

学员:为什么呢?

王老师:我觉得该来的自然会来,不需要强求。

我想，首先，宽恕疗愈的取向未必是每个人都喜欢的。比如有些人就喜欢步骤分明，有棱有角的流派，而宽恕疗愈的过程是自然发展，水到渠成的，比较没有严格的步骤和标准的技术。它是一条最自然的路，跟我本人喜欢舒服，喜欢合乎自然有关。

其次，有些人想成为一名心理治疗师，他未必真的是为了帮助别人，相反，很多时候是在满足自己的需要。比如觉得这个头衔很吸引人——"心灵导师"，很有权威性啊，可以在自己乏善可陈的人生里面，加上闪亮的光环。

我不希望这样的人来，这样的人也不会来，来了他们会失望的，因为我们这里和他们想象的不一样。

在我们宽恕疗愈导师班里面，我也会花很多时间去传达这个讯息。并不是说学习了以后，以后就可以开课，然后会有一大堆人跟随。期待你在上面讲得口沫横飞，然后下面的大家都很崇拜你。那样的讲师走出来就是红地毯，很隆重，天天都高高在上。我们绝对不是这样的。

所以，会愿意加入我们的，非常欢迎。但能来的绝对不是大多数。

我是谁

学员：老师，你不希望自己在心理学界高高在上，那你希望自己是怎么样的角色呢？

王老师：随便吧。该怎么样就怎么样。

（整理人：刘芳芳，2016）

王敬伟治疗观：
为什么向外求，一定会失败？

学员："向外求，是注定要失败的。"这句话是我们经常在王老师的工作坊里听到的。为什么这么说呢？老师的意思是让我们向内看，向内求。很多灵性书籍也说道："我们一切具足。"可是如果这是真的，为什么我完全感受不到呢？

王老师：我们上过很多灵修课，接触过很多法门，它们都在告诉大家：我们内在是光明的、圆满的、一切具足的。所有这些我们一直在追求的品质，确实我们本来就有。甚至和别人是一体的，没有分别之心……这些都是我们本来就是的状态。奇迹课程说得很明白，我们无须去外面寻找光和爱，因为我们本来就有。这个部分我们称为光明层。

这些说法都是对的。因为已经开悟的人，以及经历过疗愈的人，确实有经验到。但对于我们这些人来说，最大的问题就是：为什么我们感觉不到？为什么我们一定要向外求？

为什么我们感受不到内在的圆满和具足

大家可能都听说过一个行乞多年的乞丐，原来他座位底下就有一堆珠宝的故事。同样的问题来了：为什么他看不到呢？

因为有东西障住了我们感受到内在的光和爱。在圆满，具足的外面，包着的是我们的孤独、匮乏、觉得自己不够好，痛恨自己，内疚，恐惧，觉得世界很可怕等部分，我们称之为黑暗层。我们每个人在成长的过程中，多多少少都会积累这样的经验，甚至我们作为人来到这个世界上，本来就带着很多这样的阴影或者障碍，比如我们的匮乏，孤独。说这些大家都很有感觉，是吗？因为我们在现实生活中感觉到的就是这些。我们内在的光、爱、圆满都被这些东西挡住了，所以我们感觉不到。

向外求，是一种本能反应

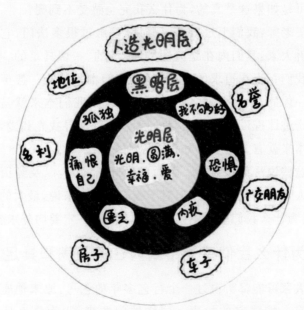

那么，面对这个黑暗层，我们会怎么做呢？我们会本能地往外找，向外求。我们会在黑暗层外面再包一层人造的光明，

好让自己不去感觉这些阴暗面。我们去追求地位、名利、房子、车子、名誉,甚至有的人会交很多朋友好显得自己很受欢迎,努力去讨好别人,让别人喜欢你,或者去上很多正能量的课,在那个环境中不断夸奖自己和别人……这些都是在向外求,都是在黑暗层外面再造一层光明,好挡住里面这个觉得自己不好、觉得自己不够、孤独匮乏的黑暗面。

但是,如果外面的光明可以一直包住黑暗面,那也就罢了。黑暗就永远不要出来嘛,日子也可以过得很阳光很积极很快乐。可问题是,外面的光明,它的效果非常短暂,而且会越来越短暂。

比如人家对你说好话了,夸奖你了,你很开心。可能开心的时间每次会不一样,但总之到最后它会消失。到了下次,你和人家见面就等着他再来赞美你,表扬你。结果他这次没讲,他以为上次讲一次就够了。但你就开始失落了,郁闷了。然后开始更努力地表现和讨好,希望他再表扬你。所以外面包的这层人造光明,这个要去外面找认同找爱的部分,就像兴奋剂一样,是有药效的,而且这个药效会越来越短。到最后,还是包不住里面自己害怕的黑暗层。你相识满天下,你到处都很受欢迎,但你终有回到家一个人的时候。等你把灯一关,"哄~"所有的孤独感和匮乏感全部涌上来。于是就马上打电话给别人,马上刷手机到深夜。直到累得不行了,倒头就睡。一点都不给自己时间和空间去感受那些孤独和匮乏。

向外求的后遗症

当我们越来越用力去外面寻找,制造人造光明时,不仅效果越来越短暂,还会有后遗症。

一是我们不断去外面寻找，会慢慢开始上瘾。这所谓的上瘾，会有各式各样的形式，它并不是只有毒品、药物。有些人是一定要抓着别人在旁边陪他说话，让他不要去碰里面的恐惧、孤独；有些人是做某些事情来分散注意力，比如让自己非常忙碌；有些人会用亲密关系来逃避，不断地交男朋友、女朋友；有些人会用性，有些人会购物，有些人上网，刷手机……有些人则是工作。努力工作，加班，表现得很好。大家看到后还会不断地表扬："这个人好认真啊！"这些上瘾症下面的动力其实都一样，都是为了不去碰里面的黑暗层。

二是我们越依赖外面的光明来躲避，就会有一个同样程度的动力，让我们越害怕去碰里面的黑暗层。只要一碰到就往外跑，一靠近就往外面跑，最后还没碰到的时候就赶快往外跑，好像那个东西快来了。你对它越来越恐惧，不仅对自己的，还恐惧别人的。当你看到别人皱眉头的时候，你就会赶快要去扑灭它："哎哟，想开一点想开一点。"别人很焦虑，你会拼命劝说，如果还不听，你还会开始愤怒。可是，拜托！别人皱眉，焦虑，关你什么事呢？这里面就是自己的投射，不允许自己有不好的状态，也没办法允许别人有。你对别人的打压劝说，内在里不知道对自己做了多少次了。

现在市面上就有很多课程是针对我们这些特点的。标榜正能量，积极正面，快乐向上。刚开始你一进来，就会觉得"哇！这里好好啊！"好像这里就是天堂，就应该是这样。但是慢慢地你越来越发现好像你只能在那里，只要一离开，外面阴暗，丑陋，危险，可怕的世界就扑面而来。有时候你也想释放一下内心的情绪，哭一哭。但马上就有无数声音说：这是负能量！不能有！于是你会越来越害怕这个东西。

记得有一次我上课的时候,有一个非常讲究灵性的人来参加。他觉得他充满大爱,什么都可以接受。别人怎样对他,他都觉得是在给他礼物。每天把正能量挂在嘴边,一直用奇迹课程的那些话:"我是光我是爱,我是圆满的。"因为他第二天来参加课程,所以不知情地坐在了我旁边空椅上。那个椅子是给做个案的人坐的,当旁边的人提醒他的时候,他突然跳起来大叫:"啊,这个位置都是负能量!"然后做了很多清理负能量的动作。这么大的反应吓了我一跳。原来他们天天标榜大爱正能量的背后,是对黑暗层这么大的恐惧!我想说负能量要是能把我们怎么样,我早就死了千百回了。我每天都在这边不停地碰这些负能量,我们课上的二十多位同学,谁来这边是说"我是很开心的,我是来把欢乐散给大家的?"我每个礼拜都接个案,都在面对这些所谓的负能量,有怎么样吗?当然,那些积极向上的话以及鼓励是有它们的作用的,就是给我们一些希望,让我们舒服一些。如果有时候太难受,是可以打一下止痛针的。关键是不要上瘾。

真正经历过疗愈的人,是能体验当我们最里面的光明和爱出来的时候,那是什么样的感觉。一点都不用力,自然而然,源源不断。也不用再辛苦不堪地去外面寻找爱和光明并且努力维系。因此,我们治疗的方向就是去穿越黑暗层,直达真正的光明层。

疗愈方向——穿越人造光明层:让感觉复苏

但对于大多数害怕面对黑暗层,要拼命去外面抓光明和爱的人来说,这个人造的光明层也早已变成一个障碍了。这个障碍加上中间的黑暗层,让我们离内在真正的光明层越来越远。我们在穿越黑暗之前得先穿越这个外在的人造光明层。

外在的人造光明会隔绝掉我们的很多感觉。我们当初就是害怕面对黑暗层里面的种种负面的情绪和感受，选择去外面抓光明和爱。后来，慢慢地，我们确实感觉不到痛苦了，或者好像隐隐约约有，但是总觉得非常遥远。同时，我们也变得没有快乐了。也许别人对我们的赞赏，一些课程里面得到的滋养，或者很多励志书籍电影可以让自己维持快乐阳光一段时间，但持续的时间越来越短。到最后，要让我们有感觉，需要的刺激变得越来越大。而大多数时候，我们是没有感觉的，变得很木讷。就像我们在抑郁的时候吃百忧解，在焦虑的时候吃肌肉松弛剂，这些药都是让我们的感觉迟钝，让我们感受不到最原始的抑郁或者焦虑的情绪。人造光明层其实就是隔绝层，它们让我们难以触碰真正的问题，更别说面对，穿越，化解了。

所以我们要穿越外在人造光明的这一层，先要让我们的感觉复苏。在我们的疗愈工作坊里面，很多学员会慢慢恢复很多感觉，一层又一层。刚开始可能很模糊，只是焦虑、痛苦或者各种难受，但是慢慢这些感觉会越来越清晰。有些上完课的学员反映自己的很多变化："哎呀！我怎么变得这么容易生气？""哎呀，我怎么每天都流泪？"那我只能说恭喜，因为你开始活了。这些是你本来就有的，只是现在可以允许它们出来了。

疗愈方向——穿越黑暗层：漫长曲折又让人欣喜的旅程

当我们可以允许自己的情绪自由流动，可以允许自己愤怒，悲伤，恐惧，感觉慢慢复苏，变得越来越真实的时候，我们就慢慢穿越了光明层，开始到达了黑暗层。我们最早之所以要用光明包住黑暗，也是因为黑暗层对我们来说确实是很可怕的。但要穿越和化解这个黑暗层，唯一的途径却是去面对。

在面对和穿越黑暗层时，我们会开始经历一层又一层的情绪。这些情绪更加清晰，强烈，一般都伴随着具体的过往情境。过往的一些事情对当时的个案来说，是很难去面对的。所以很多情绪被压抑，被压抑的情绪又衍生出更多的情绪。比如，最早在事件中我们压抑了强烈的愤怒，随着时间的推移，如果愤怒一直没有一个出口，我们会花更多的力气压抑愤怒，同时也会开始恐惧自己的愤怒。后来有可能我们的恐惧会蔓延泛化，我们开始害怕越来越多的事情，害怕越来越多的感受。

随着个案的进展，我们会慢慢从表层情绪开始往里面靠近。可能先开始愤怒，愤怒完开始悲伤，悲伤完觉得委屈，委屈完可能开始会内疚、恐惧。当然，情绪的次序是不一定的，总之它是一层又一层。未必我们一次就能整个穿过去，通常也不会。特别是压抑越久的情绪和事件，我们越需要更多的时间，一般穿越一层情绪就要花一段时间。值得欣喜的是，当我们穿越一层以后，这中间会有个空档，在这个空档里面我们会有一段好日子。就好像通关一样，一关过完了，我们会庆祝一下，喜悦一段时间，然后我们再积蓄力量继续下一关。

有些同学走过一关了,会感觉来到一个全新的世界,大呼:"哇,这个世界好美好哦!"那时候会觉得自己所有的问题都解决了,特别开心。我记得早期带课的时候,有些同学做完一两次个案以后,突然之间觉得自己整个打开了,觉得自己好像只差一点点就要解脱了。问我说:"王老师,你走这条路走多久了啊?"我说:"十几年了。"他很惊讶的样子:"啊?!你走十几年了啊!"言下之意是什么?——"你看我一两个月就走完了。"我会说:"这样子啊,恭喜你,也许你比较有慧根嘛。"然后呢,过几个月,他又对我说:"啊,我怎么又来了?还没有解决完啊?"OK,那我会说什么?"啊,恭喜你啊!"只要我们开始走在这条路上,开始面对和穿越黑暗层,任何状况我们都是在前进,即使看起来是在倒退。任何状况都值得恭喜。

这个空档期的好日子是很重要的。在这个阶段,我们的黑暗层开始松动,出现缝隙,最里面的光明层透过缝隙照耀我们,我们会开始觉得比较有力量。然后我们需要一定时间去适应这个新的状态,等这个力量非常稳固了,我们就要开始准备好过第二关了。又开始出现各式各样的状况,或者又开始经历各式各样的情绪。那时候你就准备好并且有力量去面对它了。然后你再一次穿越后,哇!这次好像有更大的释放,好像外面又剥掉一层,然后转化成更大的力量。然后等你准备好了,又继续往里面探索。

成长:什么时候才是个头?

OK,那大家会说什么时候才能走完啊?其实我不知道,有人说这是一辈子的功课,这还算是比较乐观的。什么时候才是头?有的要修好几辈子呢。那重点是什么?重点是慢慢地,我们会开始自在地活在每个状态。有好日子就享受好日子,当黑暗层涌现的时候,我们就去面对它、穿越它,然后我们继续去过好日子。慢慢地我们就不会再去想什么时候才是头了,了解吗?当我不再怕它(黑暗层)的时候,好比天气一样,下雨天我就打伞,晴天我就享受,再热一点我可以遮阳。我们什么都不怕,也就不会一直困惑:到底什么时候才能够永远的晴天啊!我们可以做到来什么我们接什么,解决什么。没来什么,我们就好好享受生活。黑暗层已经不会困扰你了,重点就在这里。

我们也不会老是问别人:我到底什么时候才能开悟啊。整天想要开悟的人都是没有好好穿越这个黑暗层的。因为他们不敢碰,所以老是想着可以直达内在光明层。或者,我们也会质疑:什么时候我才能永远快乐啊?什么时候我才能永远平静啊?什么时候我才能永远阳光积极啊?这里面都包含着我们对它们相反面的排斥和恐惧。

养成习惯:从逃避到转身面对

那么如何一点一点地穿越黑暗层呢?上疗愈工作坊,做个案,都是很好的方式。通过这些方式我们会积累穿越黑暗层的经验,积蓄越来越多的力量。当我们有力量,也知道如何穿越和化解黑暗层的时候,我们就可以做自我疗愈的工作了。就像昨天的个案,妈妈的代表一直在指责爸爸的代表,我突然间一边头开始痛。我很奇怪为什么会头痛,然后我回想了刚才现场发生了什么。哦!我知道了。原来我妈妈以前都是这样说我爸爸的。这个事情给我很大的压力,只是我屏蔽掉了。这个压力不断衍生出"我要去拯救我妈,我要让她开心……"

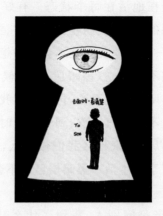

信念,而这个头痛又提醒我:刚才发生的事情勾到我里面的这个部分了。它给了我一个机会让我看到这个部分。当我看清楚以后,我的头痛就消失了。

就是这样,慢慢地,养成来什么面对什么的习惯。我们借此往里看什么被勾到了,然后这件事情就会过去了。这就是我们所谓的宽恕的机会,化解的机会。当然也不是说我们从此以后就能做到痛苦一来我就会去面对它,不会的。本能地,我们会想去外面找解决办法,想要离开,想要安慰自己,包括我现在也是这样。但成长与否,疗愈与否的差别就在于,我们可以多快地从想去外面抓解决方案或者想逃避痛苦到转身来面对痛苦。

比如,我们越来越快地觉察到自己在安慰自己,或者我们在安慰自己却不自知,然后奇怪这个难受怎么还在持续,然后:"哦,原来我在逃避。"OK,那我们就来看看它到底勾到我们的什么部分。这样久了以后,我们会越来越习惯,我们待在痛苦里的时间会越来越少。来了我就化解,化解了痛苦就过去了,我又在平安里面了,然后我就越来越习惯那个平安,越来越不习惯痛苦。最后只要那个痛苦一来就很敏感,一点点就很敏感:"咦,好像有个焦虑。"哦,我们继续去化解它。

于是,平安的时间越来越长。

（整理人：刘芳芳,2014）

王敬伟治疗观：
我没有能力把你带到所谓好的地方

在 2016 年宽恕疗愈导师班，王敬伟老师和学员的互动环节，他花了大约一个小时的时间分享了他这些年做疗愈工作的心理转变过程。现场大家听得时而沉思，时而欢笑，时而流泪……现分享其治疗观如下。

我没有能力和责任把你带到所谓好的地方

在开始探索自己，处理过去创伤的过程中，很多人会想着做一次个案就可以把所有问题都解决了。其实，个案通常只是一个开始，后面还有很长的路要走。但我在早期做个案时也是抱着这样的想法，想在一次个案中尽量解决很多问题。所以做个案时就一直拖，因为我知道还有一些议题没做到，案主还没到达一个我认为该到的地方。有时候一个个案会做三四个小时。

后来，慢慢开始调整。当然也是不得不调整，因为在团体里治疗时间是有限的。我慢慢练习，到了一个段落的时候就先结束。当然，我知道下面还有一些部分没有处理，但就想留着下次再做。后来，再慢慢地，我处理个案的方式发生了更大的改变。

现在想想,那个改变其实是很根本的,对我后来的治疗工作都有很大的影响。

那个改变就是:我发现,也承认,我没有能力,也没有责任,去把案主带到一个所谓好的地方。这里的能力和责任其实是同一回事。

我们作为治疗师,主要工作看起来好像是把一个人从难过痛苦带到平安轻松自在,是一个很有爱心,很伟大的事情。大部分人对于做咨询,乃至任何助人工作者,包括护士、社工,这些形式上看起来是助人的工作都有这样的一个共识:他们的任务就是把服务对象从痛苦中救拔出来。

我从这样的认知到后来发生了很根本的转变,就是我突然意识到:"你算老几啊?你就想当拯救者嘛!还搞那些高大上的名词。你凭什么认为你可以拯救他?"

任何发生在我们身上的,都是我们自己要来的,痛苦也是

当然这样的认知改变跟《奇迹课程》有很大的关系。《奇迹课程》说:"任何发生在我们身上的,都是我们自己要来的。"那么,今天的痛苦也是自己要的,我们要不要离开痛苦也是自己要的。这些都是我们自己的决定。

那么,如果这都是你的决定,我又怎么有能力去帮你脱离痛苦呢?如果我认为我有能力帮你,那你的决定在我这边算什么呢?"我决定你要怎么做!"不管我是有爱心的,有耐心的,或者我是愤怒的,权威的,这些不同的形式干的都是同样的事:我要你怎么样!

除了这个觉得"自己可以决定别人人生"的心态，我们也要思考一下能力问题：我怎么有这个能力拯救别人呢？如果我认为我可以拯救别人，那我现在所认为和做的，和希特勒要统一世界有什么两样？他不是也认为自己有改变世界的能力吗？他想要这个世界变得更好，提倡优生学，认为雅利安人是最优秀的民族，应该保留下来。那些坏的民族，就把他们都清除掉。希特勒不认为自己有错，他说：我是为了让世界变得更好啊！

这样看来，我们和希特勒有什么两样呢？一样的。如果你认为自己可以决定别人的人生，不管你是救世主还是混世魔王，其实本质上都是一样的。

治疗最终的目标是让他知道这是他自己的选择

所以从三四年前开始，我慢慢调整，调整到做治疗的目的并不是让案主变得轻松，或者人生从此好起来。变得轻松是自然呈现的，只要把挡住轻松的障碍移开。大家都知道，我在做个案的过程中从来不去劝案主，案主个案后的变化不是我劝出来的。

治疗最终的目标是让他知道这是他自己的选择，让他看清楚这一切是如何发生的。当然看清楚也分很多层次。我们能够做的，第一步就是让他知苦。从以前的逃避，自我安慰开始，让他看到痛苦是如何一直都在，并且蔓延到了其他地方却不自知。当然，人们愿意来也是因为他发现原来那一条路行不通了，所以已经开始有了点自知，知道自己真的很痛苦。所以，刚开始一定是让他的痛苦先出来，释放掉。

接着要做的就是看到现状如此是他自己做的决定。那是不是说就跟外面一点关系也没有？也不是的。确实，那些人骂你，打你，贬抑你，遗弃你，是对你有一些影响。我们也会对这些影响做一些工作。但我们也一直强调，这个事情已经过去了啊，真正对你今天造成影响的，是你对自己做的决定。

所以，治疗的重点，是我们只能到达这里。我们能帮你的，就是让你看到这是你自己的决定。那接下来，你要继续原来的模式还是要停下来换一种模式，还是要你自己决定。

治疗师能做的，只是陪着案主去看清真相

经常有一些人说："你好无情啊，你就这样不管了?!"他们希望老师一直扶着自己，背着自己，并且告诉自己该怎么做。所以啊，这也是一件很无奈的事情。我不知道这里面的道理称之为什么，真理也好，实相也罢，这个就是和我们平常的认知是相反的。我们平常总是认为要陪着他，帮助他。他很困难，趴在地上，我们要拉他起来，背在背上，扛着走一大段路，扛到自己也倒下，好像这样才对，这样才是助人。确实，这样看起来是最感人的。

但是，这整个看起来感人的助人过程，只是我们利用看起来可怜的人来证明自己而已。你根本就不尊重他的选择，你用自己的爱心来凌驾于他的决定。

我们只能带领他，或者也不是带领他，是陪着他去走。为什么我们可以陪着他？因为我们自己走过。也许我们不是全程都走过，但就如《奇迹课程》讲的，治疗师比个案领先了两三步。我们知道他现在在前面要走的一段路是什么就可以了。所以，我们在做治疗的时候会说：这个阶段会怎么样，那个阶段

会怎么样,现在好像还有一点什么没有处理……我们要做的只是这样,清晰地陪着他,知道接下去是怎样的,而不是把他抓起来带到那边去。

旧有观念发生松动,才有新机

我们不是救世主,我们只是陪伴着案主——这是我们课上一再强调的。但真正做到这个真的不容易,说实在的,我自己大概走了 20 年。那些原来的观念,要时间慢慢去松动。刚开始我们都不觉得那是一个观念,因为太天经地义,太深入骨髓了,就像是我们的呼吸一样。

他给我钱,我帮他脱离痛苦,这还有什么问题吗?当然是这样啊,有什么好质疑的?

所以要改变一个观念,真的需要很多很多年,并不是你听到一个说法后就能改过来,也不是你觉得有道理就可以把原来的观念不要。不会的,原来的还是根深蒂固。你要不断地挫折,不断地疑惑:"奇怪!他都做治疗这么长时间了,怎么还是这样呢?""他看起来是有进步,但是速度没有我预期的快啊!""我看他有进步啊,但是他却不满意,他在质疑我吗?"其实也是你在质疑你自己。

这些挫折和疑惑的下面都是因为我认为这是我的责任:人家花了时间花了钱来找我,就是希望我可以帮助他摆脱痛苦啊。

于是,你看到他做了治疗还那么痛苦,你就感到挫折,自责;你看到他做了治疗好像好多了,感谢你,你就非常开心。你一直被他的反应所控制。

这种被控制的感觉就很痛苦,你会发现当个治疗师压力好大,特别害怕失败,于是也特别想用力拉他到一个你认为对的地方,于是觉得好累。

当然,随着你做治疗师的时间越来越长,这些部分会慢慢开始转变。可能有些人比较聪明,能很快就明白这些道理。但是我这个人就是比较愚钝,愚钝的意思就是我总是要自己去碰,去尝试,去思考。每次做完个案我就会想:"不对啊,到底怎么回事呢?到底是哪里不对呢?为什么我感觉这么不好?是真的我原来的想法有问题吗?"

就这样,慢慢一点一点地,有了点空间,自己不再把原来的观念抓得那么紧。当然刚开始还不知道自己抓得紧,后来看到自己抓得紧,但还是放不开,然后开始松一点,再松一点。只要一松就有空间,就可以去观察自己和关系,也就比较能看到问题所在。

想改变别人,只会让自己无力

在治疗中间也会有一些细微的东西,比如,我们的感觉。我们的感觉也是我们的工具,而且是很好的工具。比如你会有挫折感,面对案主你会有无力感。假设这个感觉不是勾到了你自己以前的创伤,那这就是一个提醒:每次你想要去操控别人的时候,你同时升起的就是无力感,因为你在做一件你根本不可能完成的事情!

就像现在要求你登上喜马拉雅山顶一样。你一有这个念头,你马上就觉得很辛苦,很无力。这就在提醒你,你在做一件不可能的事情。不可能的事情就是:把我的意志强压在他的身上。其实这是很愚蠢、自大、无耻的,很多人认为这是美好的,其实掀开来下面都是自己的愚蠢、无耻和自大。

那么，当你的观念真正转变过来，你真的认识到我们作为治疗师不是去拯救案主的。那么，带来的改变就是，做个案会变得越来越轻松，每次都觉得这个个案做得很顺。慢慢地，这个认为顺不顺的观念也放下了，好也好，不好也好，我就只是做我该做的。案主不想继续深入看了啊？好，我们尽量，实在不想就不看了。这在治疗里是常有的事情，每个来了的案主都有想深入和想逃避的两个力量，但他还是来了，所以我们尽量试。

当我们不再要求案主一定被带领到哪里，不再被自己内心的噪声所占，不再被自己设定的目标所占的时候，我们自然会知道每一个当下应该如何进行，也知道到了什么程度就差不多了。治疗慢慢变成了艺术，自然而然，行云流水，不追求效果，但效果却总是很好。

后记：心理学大师荣格说："你永远不要有企图改变别人的念头。你能够做的就是像太阳一样，只管发出你的光和你的热。每个人接收阳光的反应是不同的，有的人会觉得很温暖，有的人会觉得刺眼，甚至有的人会选择躲避。种子破土发芽前没有任何的迹象，是因为没到那个时间点。"

作为治疗师，我们做我们能做的，案主会决定他们自己的节奏。

（整理人：刘芳芳，2016）

完形中国化

在学习完形的过程中,你也许会发现完形是有严谨的理论基础,但是读起来不易了解,这是因为完形注重体验,只有体验过的人才会了解那些理论是在说什么,但是完形本身是相当随性的。以下我就简单地谈谈我一个中国人在学习、实践,乃至教导完形这二十年的心得。

完形的创始人波尔斯是德国人,所以这个学派也富含了德国的民族精神。以完形的沟通为例,他讲求的是直接、清楚、真实、完整。这与中国文化中认为一个懂得人情世故的人说话要间接、暧昧、客套、点到为止,有相当的差异,甚至相反之处。许多中国人在刚开始学完形会非常不习惯,一旦慢慢接受了完形的方式,却又会与生活中其他的人格格不入,在经历相当长的时间之后,才能够慢慢地集成。

但也正因如此,完形对于东方人要跳脱过去的模式来说,非常快速而有效。我在 20 年前开始学习完形,一方面因欣喜自己能够真实而感觉到有力量,也开始与别人创建真实的关系,但是一方面又经常与身边的人产生许多摩擦与误会,我自己真实地表达,也希望别人能对我能够同样的真实,这样难道错了吗?当时经常在想到底问题出哪里。后来终于明了,在中国的环境中，把文化传统的部分排除在外，原来是不完整的，也就是说并不符合完形的精神。在我带领团体及工作坊时，也开始接受成员在起初仍然会带着原来模糊沟通的习惯，我用提醒替代要求，也就是比较温和的方式，来减少学员在学习中的阻力，也降低学习后与其他人相处发生冲突的机会。

另一个文化上的差异，就是完形所强调的界线。在西方文化中，个人的界线是受到相当尊重的。但是在东方的文化中，界线太清楚常常被粘贴"自我"、"自私"的标签。这也是我在课堂上常常要提醒学员的，界线要有弹性，必须因时空及对象之不同而有所调整。如此才会真正成为完形所强调的一个活泼，活在当下，能和别人与自己真实交互的人。

简单地说，完形就是成为一个外圆内方，内心真实，界线清楚的人，外表的形式并不重要，内心的了了分明才是重点。说到这里，我们就进入了完形的核心，也就是觉察。每个学派都强调觉察的重要，但没有一个学派像完形这样注重。波尔斯说："只要觉察，就有疗效。"该说什么，该做什么，在清明的觉察之后自然会知道什么是当下最适当的，不需要有任何的教条规范，更不需要刻意用力。一切自然如行云流水，顺势而为，水到渠成。

如上所述，完形的精神与中国文化有相当的差异，然而它的境界又可上达禅的意境。我很高兴当年一头栽入完形的学习，生活在不知不觉中起了巨大的变化，从自我实现到灵性的成长，都不离完形的精神。

最后要对走在成长路上的朋友提出衷心的建议，如果你要追求的是社会上的尊重，完形未必是最适合的选择。但是

如果你真的想要活出自己，探索并了解自己，和自己更贴近，
完形一定能够让你如愿以偿。

（文：王敬伟，2009）

心灵成长的地图：从心理治疗到灵修

前言

之所以分享这个主题，是因为对于很多初学心理学的人来说，这条心理成长的道路确实有很多搞不清楚的部分。比如，心理治疗跟灵修到底有什么关系？有什么差别？我现在就在灵修，有什么问题吗？为什么要经历心理治疗？有一些来参加我的心理治疗工作坊的学员，会说自己参加的是灵修课。因此，关于心理治疗和灵修，关于个人成长，很多人是有一些误解和困惑的。

更重要的是，成长这条路确实有很多陷阱。所谓陷阱的意思是，因为我们不了解，所以会有很多误解，有时候会走到岔路上。这有点像武侠小说里的"走火入魔"，有可能会越修越偏，越修越执着。成长的过程中会有各个不同的阶段，每个阶段都会有其特定的重点和方向。了解整个过程，可以让我们少走一些冤枉路，少花很多精力和时间。

从专业的角度来说，成长过程里的每一个部分，每一个阶段，都有很多繁复的理论，以及读起来很艰涩的专有名词，所以很多人一接触就会感到望而生畏，望之却步。所以，为了让大家更容易理解,在这篇文章里,我会用最简单最通俗的方式把这整个过程呈现出来,比较少用专有名词,就算有用到,也会用白话去解释它。也许对于一些专业人士来说,不够深入,就当是一篇科普文吧。

因篇幅原因,我们没办法对成长的每一个阶段讲得太细致太深入,本文只是提供了一个较为完整的意识地图。它就像歌剧的序曲,是把歌剧里面每首歌的主要片段串起来,让大家对整个歌剧有个体认。当然,它不能替代你实际发生的每一个过程,特别是要充分去体验的部分。要讲清楚这些过程,可能要很多次完整的课程才能做到,要充分去体验,更是要花很多年时间。

总之,这是一篇简介,希望能够给大家一些概念,希望对大家有所帮助。

一、人都是一步一步往上走的——从马斯洛的需要层次理论(早期)谈人的发展

一看到"尊重"和"自我实现"这两个词,大家通常会想到什么?马斯洛的需要层次理论!

马斯洛的需要层次理论,最早将人的需要分成五个层次。

第一层的需要是生存的需要。简单讲就是你在世界上的第一个需要是你能够活下来,有吃有穿,这是人最基本的需要。

第二层的需要是安全的需要。当生存的需要满足了,接下来你就希望有个地方可以让你遮风避雨,不用担心明天活不活得下去。比如你在找工作的时候,你要的其实不只是要吃饭,那太简单了。只是吃饱让自己饿不死的话,你不需要很

多钱的。打个比方说我吃饭一天大概 100 元，200 元大概应该撑死了。那一个月 6000 足够我生存了。照理说，多了我也不会要了。会不会如此呢？不会！你还会希望多一点，那个再多一点其实不只是为了生存。找工作的时候我们往往希望在那个岗位可以待得比较久一点，收入可以稳定一些，让我不用担心明天会失业、降职等。这个就是安全感。

第三层的需要是归属感的需要。就是你要有归属感，觉得自己是属于那个地方的。比如我们开始想有个家。当然家是让你有归属感一个比较典型的地方。有些时候，有些团体也会让你有归属感。所以你会参加一些同质性的团体，比如妈妈群，或者和你有同样的职业或是志趣相投的小群体。它让你有个归属感。

第四层的需要就是尊重。当你有了归属感以后，慢慢地你希望能够得到别人的尊重，与此同时，你也会想要开始去尊重你自己。当在一个团体中你成为其中一分子的需要（归属感）得到满足的时候，你开始有了新的想法。你希望他们看到你的时候说："哇，你好厉害哦！""哇，你真行。"在这一阶段，我们会想办法得到别人的肯定，而不只是说，你是我们一分子就够了，你还想要出头，被大家看到，被大家尊重。

当尊重的需要这部分也满足了以后呢？我们就到了下一层次的需要，即第五层：自我实现的需要。你可能会想要去做自己想做的事，走自己想要走的路。

从第三层归属感的需要开始，我们渐渐进入心理需求的层次，而不仅仅局限于单纯的生理需要了。马斯洛的需求层次理论说，人首先要先满足低层次的需要，在这个需要得到了满足之后你才会往上走。举个例子：你去跟那个路边的乞丐说:"你在这里要钱,这样子大家会看不起你!你为什么要做这种事情?"那个乞丐会不会很惭愧地说:"哎呀,你讲得太对了!"不会。他会说什么?他会说:"你与其在这里教训我,不如给我一点钱去吃饭吧。"所以说,当你的某个需求没有得到充分满足的时候,你的眼光就会凝聚到那个地方。那个需求对你而言就是现在最重要的。

二、错位的隔代需要

在我们这一代,尤其是国内,生活水平和各方面进步得特别快。我们所处的需要阶段就很少在生存和安全感了。而在我们父母那一代,他们最重要的需要是什么?生存,以及安全感。他们常常会说,我们那个年代有得吃就不错啦,然后批评下一代的孩子:"给你吃还不吃,还挑三拣四!"

这个时候就存在父母和孩子之间对于需求理解的一个错位:父母很难理解孩子的想法,孩子也很难理解父母的想法。父母一直在强调吃饭有多重要,能够吃饱很重要,而孩子对此一点感觉都没有。为什么?因为孩子关于生存的那个需求早就被满足了。所以他的注意力不会放在上面,对孩子来讲,他需要的是什么?是尊重,是你把我当一个平等的人看。父母说:"你要吃饭,去找一个比较稳定的工作很重要。"孩子说:"不,我要去学画画。我要去学艺术!"对此爸妈往往会说:"那个能当饭吃吗?"看起来两个人讲的好像都有点道理,但是为什么会争执起来?因为他们的需要不一样,所以他们在意的地方就不一样。你处在哪一个阶段,对你来讲,这个阶段的需要就是最重要的。

这个会牵涉到价值观。需要的不同,导致你的价值观可能和别人也会不一样。什么叫价值观？简单说来，就是你认为什么重要，什么不重要。

每个人当下的需要不一样，价值观不一样，所以那个争辩是不会有结论的。在这种情况下争辩没有必要也毫无意义。但是需要它是由底层慢慢往上走的，一个人在人生不同的阶段也会不一样，所以也并不是完全僵化不变的。

三、心理学各流派并非对立，而是互补——心理学的演进

上文我们提到的马斯洛，他是人本主义心理学的代表。接下去我们要介绍一下整个心理学的演进。心理学的演进其实跟我们集体意识的推进、个人成长的进程是一致的，大致上它们是同步发展的。

心理学的第一个势力是什么？说到心理学你第一个想到的是哪一个人？

弗洛伊德。

弗洛伊德创立的学派是精神分析。所以一般达成的共识是将精神分析作为心理学的始祖。在之前，心理学是寄身于哲学之中的，并没有作为单独的一门学科分离出来，那个时候心理学主要是思考人类生活的意义。后来心理学独立出来，它的内容主要就是弗洛伊德的精神分析，我们称之为第一势力。精神分析强调去寻找人之所以有各种症状的原因。讲简单一些，我们有一些不是很正常或者健康的症状，精神分析的目标就是把这些症状产生的原因找出来。

慢慢地后来又出现认知心理学。认知心理学主要说的就是你之所以过得不好、不开心，是因为你的信念有问题。比如

我觉得我必须去讨好每一个人；我一定要成功；我一定要很优秀，那什么叫优秀？就是我每一门功课都要考第一名、比赛都要得第一名、考试都要得 100 分。这样子我才会开心。你会发现，是这个信念有问题。当我考不到 100 分的时候我就会很难过。当我得不到第一名的时候我就觉得受挫折。是这个信念把自己绑死了。认知心理学就从信念上下手：你要更改你的信念。所以认知心理学也被称为心理学的第二势力。无论是弗洛伊德的精神分析，还是认知心理学，都是让我们恢复所谓的正常，过正常人的生活，没有太多的执着。

但是后来到了心理学发展的第三势力的时候，就发现人好像不只是这样，我们除了让自己过一个正常的生活以外，好像还有些人，他过得不太像所谓一般正常人，他做的事情很特别。那时候心理学家就开始研究一些比较特殊的人，比如像印度圣雄甘地，他明明可以过很好的日子，但他不去，他为了印度的独立和发展，他可以做很多的牺牲，很多人愿意追随他。还有其他一些事件，比如在第二次世界大战期间，在纳粹集中营里的囚犯最终都是准备送到煤气室处死的。既然这一批人被抓进去，大家都准备要死，那在生命最后残余的、存活的那些日子里，我们照一个正常人的思维来说，是不是每个人都应该是想办法让自己活久一点？结果发现未必是。有些人会把他最后一片面包给别人吃。这不合理啊，不符合生物这种生存的本质。但是你说这是个病态吗？好像也不是。后来分析这些人的心理动因，就发现我们过去以为的人性里面，还有另外一个层次。那就是存在主义。包括后来的人本主义，其核心都是把人当人看。从那以后，心理治疗不再是把人当做一个坏掉的脚踏车，当你的某个零件坏了就割裂地换掉相应的零件,比如说齿轮坏了就换个齿轮,链条掉了就换链条。而是把人当一个整体看。所以马斯洛的需求理论的"尊重"和"自我实现"的部分,说的就是,我们并不仅仅只是做一个正常人,有吃有喝就行了,我们还有更高层次的需要。

四、自我实现是我们的终点吗

马斯洛早期提出的需要层次理论里,最高层次的需求是叫自我实现。那么问题来了,什么是自我实现? 我们都听过这个词,好像很了不起。包括有些课程一直在标榜:"我要做我自己! 我要活出我自己!"什么叫自己? 你说的那个自己是谁? 是什么样子? 请你告诉我们一下。可是又说不出来。所以我们有时候就把它说成:"哦,那就是我想干嘛就干嘛!"以前台湾有一句广告词:"只要我喜欢,有什么不可以?"这叫做自己。你看我,根本不在乎别人的眼光。对不对? 自我实现嘛。结果呢? 结果就是变成不健康的自恋;个人的高于一切;自我中心。

如果你认为"自我实现"就是心理学或者个人发展的终点,那结果就一定是你会变成一个以自我为中心、自恋、不负责、不顾及他人感受的人,自我接纳也变成自我放纵。比如,我对你感觉不爽,所以我要骂你:"你这个自私鬼!"因为我有个情绪,我要为我的情绪负责。为我的情绪负责就是我要把它展现出来,我不能压抑,压抑就会造成我的心理疾病。而且我的情绪宣泄一定要非常透彻,我不能有一点保留。如果你认为自我实现是个人成长的终点,就会是这样的结果。你被我骂了以后,你要是不爽呢? 你想骂我是不是? 对不起,我们界限清楚,那是你的问题,别来找我。这样讲起来好像都有道理,但是就是觉得哪里不对。

那个不对就在于,我们认定了:你是你,我是我。我只要管好我自己就好了。你怎么样与我无关。所以人本主义发展到后来也走入这个怪圈里去了。这个所谓的死胡同,我当年也经历过。就是感觉这样的人很难相处,尤其在我们中国文化里面,更难。在我们的文化里面是以团体为重的,一切以大局为重,要顾到大家。我们叫牺牲小我,完成大我。我们的文化是鼓励牺牲个人的。你要为这个家庭、为这个班级、为这个国家争光。当你为了实现那个所谓的自我表现成这个样子的时候,那就完了,等于与大家的认知是相反的。

所以当你走这条路的时候,你在中国文化这个氛围、在中国人这个圈子里面,你更是融不进去,格格不入。甚至两边不是人。你在中国人这边的这个圈子里不是人也就罢了,你跟那些老外比,你又不够自我,你还在担心别人的看法,你还是害怕,你没有做你自己!

所以,如果我们认为那个所谓的实现自我就是终点的话,就会陷入这种两难的局面。

五、为什么谈到灵性就想到通灵、神通

马斯洛早期的需要层次理论的最高需求是自我实现,但就像上文所述,很多人即使已经在做自己,在做自己想要做的事情,可还是觉得少了什么。照理来说你应该很开心了,做的是你喜欢做的事,但是好像还少了什么。到底少了什么呢?最简单的,就是在这个世界上,除了你自己以外,还有别人。这里就开始涉及灵性的东西了。

这就是马斯洛晚年再提出来的需要:灵性的需要。

这个所谓的灵性，最简单的定义是什么呢？是我知道你在想什么？还是我可以把这支笔从这里变到那里去？当然不是这样。如果你那样想的话，那是因为你对灵性不了解。当灵性受到压抑、受到封杀以后，就变成一种扭曲了。比如现在就出现有些人很喜欢、推崇那种神通、通灵这些东西的现象，而神通、通灵那只是灵性其中的一部分。

为什么会有这种现象的存在？那是因为一直以来，灵性都受到了压抑和封杀。

传统心理学包括弗洛伊德，是否认灵性的，他们觉得灵性是幻想，是幻听。你说我感应到，那是你的妄想。好像有个声音在跟我说话，那是幻听！当然，为什么会这样是有它的历史背景的。因为那时候心理学想跻身于自然科学之列。在那个年代，科学是最受认可的。什么叫科学？就是整个过程是可验证、可重复、可测量的。那你刚刚听到了什么？你怎么去测量？下次是不是还可以听得到？能不能重复？你感觉到一个"连接"，你怎么去测量？没办法测量，哦，那就都否定。在这种情况和氛围下，这个人跟外界会形成一种隔绝，甚至于你自己内心里的那个不可测量的部分，我们也把它称之为无稽之谈。

而在可测量的范围里面，你怎么做会比较开心，怎么做会比较好，这个我们大概还有一些共识。"做自己想要做的事情会觉得开心"。所以那时候的心理学大概就走到这里，即自我实现。

六、走进新时代：追求灵性

1.当东方遇见西方

人类意识的进化，到了我们可以不再压抑自己，开始自我实现之后，其实后面还有路要走，还会继续往前。继续往前就是马斯洛晚年进一步提出的自我实现层面更高层的需求——追求灵性的需要。

这是一个很自然的过程，你自然会想要去追求灵性，想要去知道这个宇宙是怎么回事，会开始感觉和意识到大家是一个整体，而不再是你我他单独的个体毫无联系和连接。心理学的进展也是如此，到了人本主义最兴盛的时候，就觉得这个不够，所以马斯洛晚年提出这个灵性的需要（马斯洛于1969年提出灵性需要，1970年去世）。而在同一时期，大约是1960—1970年间，整个心理学界都到了一个新的阶段。不只是马斯洛个人，也不仅局限于罗杰斯等人有这样的所谓的觉醒，它是整个全人类的精神已经进化到那个阶段。所以当时有很多的现象发生。

第一个就是天文学上的现象，后来称之为新时代，它代表着宇宙进入一个新的时代。新的时代就是宝瓶纪的时代，即水瓶座。宝瓶纪（Age of Aquarius）开始于1962年2月4日。在那天发生非常有趣的天文事件，很多的星球，水星、金星、火星、木星、土星以及太阳、地球和月亮都出现在这个宝瓶座。这种宇宙事件极为罕见。这种很多星球集中在一个星座，每隔2160年才会出现一次。每次发生时就标示着一个人性新纪元的开始（Samael Aun Weor，诺斯底Gnostic运动创始人），表示我们要进入下一个阶段，这是一个进化的趋势。

在当时，心理学的发展好像也开始走入一个瓶颈，开始有这种灵性需要的意识，但是问题是到哪里去找呢？传统心理学从开始一直发展到人本主义，都是它自己一路走过来的，前路并无参照物。那个时候，人们就开始把眼光转到东方，因为东方一直走的就是灵性这条路，像中国古代的"天人合一"、传统宗教（包括佛教、道教等）。比如道教讲的是道，佛教讲的是万法唯心造、万物都是一体的。这些很神秘的东西，在东方早就已经存在好几千年了。这个是西方心理学里面，想要去慢慢探索，但是缺乏的。所以那个时候就开始了"当东方遇见西方"。心理学遇到灵修，差不多就是从这段时间开始的。在当时包括日本禅宗大师铃木大拙也到西方去。西方心理学家后来也开始邀请密宗的喇嘛研究各种神秘、超自然的现象，比如在冰天雪地里，密宗的喇嘛可以把一个湿毛巾披在身上然后弄干等现象，均开始成为他们研究的范围。很多学派、思潮也在那个时候开始涌现，奥修啊、钻石途径啊、与神对话啊，大概都是这种趋势下的产物。《奇迹课程》也是在那个时候出现的。

《奇迹课程》从1965年开始，由哥伦比亚的一个心理学家海伦历时七年记录，直到1972年完成。同时期出现所谓赛斯书，那个也是一个通灵而来的，它也是这个时间出现的一个派别。我们现在讲的这个年代，一般就叫做新时代（New Age）。

2.灵性的需要

从新时代开始，我们就正式进入了关注灵性需要的阶段。

灵性的需要最简单讲就是：我除了满足自己以外，还想满足其他的人。我除了希望我过得好，我也希望别人过得好，而且是一样的好。不是我要过得比他好，或者是我希望别人过得比我好。NO，后者表示你很伟大，前者表示你很厉害。都不是那样的。所谓一样的好，是我们都是一体的，我们都是平等的。它再平凡不过了。我们每个人都是相通的，我们上文讲的那些所谓的通灵现象，就是这种相通的表现。当你的意识接受了"我跟别人是相通的"这个观念以后,它自然就会产生。我们可以感觉到一个人的气场、磁场,那些所谓无形的东西,开始进入我们的意识。这样说的意思并不是说之前就没有这个东西,其实很早就有了。只是大概从这个时候开始,全世界、整个人类的意识开始都走到这里了。

这些陆陆续续出现的学派和思潮,其实它们都有很多相通之处,那个相通之处就在于,它们并不否定心理学所说的,只是把它扩大了。扩大什么呢? 就是灵修,我们称之为超个人。一旦你的需要超越"实现自我的需要",你会很自然地进入到灵修。就像我们前面所讲,当你满足那个"尊重的需要"以后,你自然会想"自我实现"。当你的"自我实现"满足以后,你自然会走到一个"灵性的需要",去满足那方面的需要,它是一个很自然的,而不是为了表现。所以这是一个进化下的趋势,整个人类已经走到这个阶段。

有人会问:"老师你说整个人类走到这个阶段,那整个人类也包括我了。照理说我也应该进入这个阶段了。可是为什么我没有呢?"你可以这样理解,当我们说整个人类并不是说所有人一字排开,向右看齐,好,大家来走一步,每个人都走一步。不是这样的。有一个形容很好,他说整个人类就像一个游行的队伍,有的游行是为了反对什么,有的游行是为了庆祝什么。那游行队伍的特点是什么? 特点就是会拖得很长。游行绝对不是让大家像踢正步一样,齐步走。而是一群人,可能几千人、几万人一起走。这几千、几万人呢,有人走在前面,有人走在中间,有人走在后面。但是,他们都是往同一个方向走。所以用这个比喻。那你说,哎呀,我好像比较落后。落后只是你在游行队伍比较靠后面,但迟早你会走到那里的。

七、所谓的成长，就是意识的扩大——从前个人到个人再到超个人

所谓的成长，其实就是我们的意识不断地扩大。

打个比喻，你可以把我们的整个意识想成一栋房子，你过去一直都住在其中一个房间里，你也一直都认为你的房子就是这么大。也许哪一天，有人带领你或者你一不小心晚上走错了，找到房间的门，你走出去，发现外边还有另外的房间。这太奇怪了，这是不是幻想啊？我是不是疯了？赶快回到原来那里，这才是正常的。但是，如果一次、二次、三次，你都进到同一个房间，你就会想，也许这个房间不是我想象出来的，慢慢地你对那个房间越来越熟悉，你甚至可以在那边待久一点，然后就发现，原来我的房子不止这个房间，那个房间也是。甚至会发现自己越来越多的房间。

这样了解吗？所谓的成长，就是扩大。我想有些同学大概对此有些体会。

以前，我们认为我们的意识就是所谓的表意识，然后你慢慢开始成长，开始知道原来还有潜意识这个东西。当你承认自己除了表意识外还有潜意识，这就是一种成长。就像前面举房子的那个例子，这个房间是我的，那个房间也是我的。只是说我现在的焦点是放在这里还是放在那里而已，就像我现在在这个房间，还是在那个房间。但是这两个都是我的。我不会说，这个是，那个不是。当我们意识到两个都是的时候，我的意识空间开始变大，这叫成长。这是一个比喻，意识的成长它就类似这个意思。

我们现在用更简化的话来说，所谓的成长就是从"前个

人"，到"个人"，然后再到"超个人"，什么意思？就是我成为越来越完整的一个人。我有我认为自己应该要做的、应该要有的观念，也有一些我认为我不接受但那个其实也是我的部分，然后慢慢把它整合进来。接着，我不光是有这些念头，这些情绪，包括我还有这具身体，这些都是我的一部分。慢慢地我越来越完整，我意识到我有很多需要，这些都是正常的，我可以去满足这些需要。用马斯洛的需要层次理论来讲，就是我不断满足自己的需要，最后慢慢走上了自我实现。自我实现这个需求得到充分满足以后，我们要开始超越个人。那时候你会很自然地想要去服务别人，想要去帮助别人，甚至发现自己需要的其实也不多。你真的会体验到，自己多出来的那部分想流动出去帮助别人、为别人服务。当你的这些想法用行动表现出来，这就是从个人到超个人自然的成长过程。

八、前个人和超个人的混淆——前超谬误

有些人会说，既然"超个人"听起来比较高档，那我直接来这里不就好了吗？大部分直接走灵修的人，其实心里面打的算盘就是这个：直接走到超个人阶段，别的阶段就免了吧。

这样做可能有各种原因。其中一个比较大的原因是，很多人会很害怕走成长疗愈的过程。什么叫成长成一个完整的人？这不是让我去接受我那些卑鄙龌龊的想法吗？不可能！我直接超越，"我就是爱、我是光明、我眼里只有别人！"

问题是在前个人的时候你也可能表现出这个样子：我没有自己，我看到的都是别人。"你吃饱了没？你快去吃，快去吃。"其实是自己饿得要死。"没关系，我没有关系，你们去吃。"看起来跟超个人阶段的"无我"很像。

或者,我们会认为,走到超个人阶段的时候,内心已经没有任何关于"自我形象"的束缚了。可以想做什么就做什么。哇,那样好自由哦。有人以为,自由就是像婴儿那样,想哭就哭,想尿就尿,多自由啊!哪里像你们,你看,想上厕所不敢去,还憋着!或者说,婴儿多纯洁,没有头脑,你看你们都是头脑。婴儿自由自在,什么都不管,什么都不顾。人家婴儿是"超个人",我要修得像婴儿那样。确实,婴儿只顾自己,不会在意外界的眼光。但如果要修得像婴儿那样,其实反而是退行,而不是发展。(通常婴儿的超我还未发展,主要以本我的状态生存)。这就是,误把"前个人"当作"超个人"。

这叫前超谬误,即把"前个人"当作"超个人"。我们实际的状态是"前个人",但还以为自己在走向"超个人"或者已经到达"超个人"。所以当初,很多人以为所谓的自我实现是终点,结果就是这样。

有一个老师,他就是那种看起来完全不顾别人眼光的人。很多人都崇拜他,羡慕他那种什么都可以不管的状态,而自己却只能守规矩。那个老师有一个事例:有一次他带着一群弟子到某个弟子家吃饭、喝酒。那个弟子是住在农村的,一般农村人家很早睡觉,他们的住宅格局也比较开放,夏天大家都把窗户打开。他们在那边喝酒边闹,闹到晚上十二点。隔壁邻居受不了了:"拜托你们小声一点好不好?""叫我小声一点?他在控制我。他在压抑我。我怎么能够忍受?!我现在愤怒,我要为我的愤怒负责。我要表达我的愤怒!"于是他们一群人集体跑到那个邻居家,把人家放在门口的鞋子扔得到处都是。怎么样?成长得好吧?没有东西可以捆绑他。所以当你误把前个人当成超个人,以为这个是穿越,其实是一种退化。这种情况绝对不在少数。当然反过来的情况也有。有人走到超个人阶段了，却被认为是前个人，被视为一种退化。比如历史上比较有名的活佛济公，他就是已经到不在乎这些社会规范的境地了，世俗视之为不守规矩，顽皮。所以这就是成长路上会出现的陷阱：把"前个人"当成"超个人"，将"超个人"视为"前个人"。

九、灵性逃避之灵性的物化

在灵修的路上，灵性逃避是最常出现的一个现象。

灵性逃避就是，你这条成长之路要先从"前个人"到"个人"，再从"个人"走到"超个人"，我直接走后面这段，从"前个人"直接到"超个人"不就行了吗？这样做的原因常常是因为他不敢走前面那段路——个人成长的路。如果你要成长得更顺利一点，你需要把一些障化解，那个除障我们称之为心理治疗。

什么叫心理治疗？心理治疗做的是什么？就是我们刚才讲，要把那些我们自己不敢碰的东西，把它翻出来。可是我不想，我不想看到，我不想回想那些事情，我不想看到我自己是那样一个人，这时我们会以灵性之名行逃避之实。以灵性的观念掩饰你想逃避的东西，把这个灵性作为一种防卫，这个时候灵性叫防卫工具。其中有一个比较常见的现象叫灵性的物化。

这个太普遍了，大概99％的所谓的灵修，甚至宗教都会有这种情形。

什么叫灵性的物化？就是以灵性的外衣来包装自己。

它就是把灵性跟物质绑在一起，这样子我就不用去碰，我里面就不用改变了，我只需要把外面那个物质变一变，就好像我在灵修，我现在很有灵性。

譬如说心想事成。心想事成的时候你的事成是包括什么事情？中彩票、升官发财啊，不是吗？这在奇迹课程称之为"用心灵在为身体服务"，身体才是老大！在这里的"身体"我们可以把它扩大为我们这些身外之物，即物质。我们在追求的还是物质，甚至包括健康的身体、金钱、车子、房子等等。以前我们直接去追，买股票看哪一个会涨；现在我们利用灵性，我们用灵感看看这次股票哪一个会涨，吸引民众的就是这种东西。你在那边学理财的时候，学什么分析那个走势，那太低档了。我这个是灵性啊，是灵修你懂吗？

这个就是奇迹课程讲的"脚踏两条船"，以灵修之名，行小我之实。

想在世间，通过快速的方式，把自己搞得好一点，这种课通常都蛮贵的，也很受欢迎。在课程上他们会告诉你，多少天可以让你挣得第一桶金；多少天可以找到真爱。我们举个例子，从胖变瘦，因为好像瘦的人比较有灵性，胖的人没有灵性。甚至于说灵修可以让自己的命活久一点；可以让老公更爱我，老婆更爱我，孩子更听话。都在外面找。我们扩大讲，吃食物，什么食物比较有灵性，什么食物能量比较低，哪个能量会拖垮你。要吃素，要吃有机的、天然的，还要在某个高山上种的食物；你要戴什么手链，黄水晶代表什么，白水晶代表什么。这是什么尼泊尔产的，这是什么比较稀奇的地方，那个地方日照什么角度，吸收日月精华形成的，所以你要戴这种手链。有些学佛大概都会有这样一个阶段，那个是什么檀木的，什么蜜蜡，穿灵性衣服，白色的……

这就是灵性的物化,把灵性跟某些东西画上等号。比如穿上那个白衣服你就比较有灵性。意思是什么?意思是你要是脱了那个白衣服呢?就没有灵性。所以有灵性的是那个衣服,不是你。

十、灵性逃避之合理化

合理化就是我们找理由为自己解释,为自己开脱。

比如说我不想表现我愤怒,因为愤怒会伤人,所以我这个人从来不生气,哪像那些人,一天到晚批评这个批评那个,你看我从来不批评他,我懒得跟这种人一般见识,没办法,他的根器就是那样。

那他实际在干嘛?其实是不敢,不敢愤怒,因为会伤害别人,所以连讲都不敢讲。

所以,很多时候,我们要去反观自己:我是真的已经到了不愤怒的阶段了吗?还是拿这个来掩饰什么?我不敢愤怒,我很害怕惹人家生气,其实我是害怕。甚至会因为害怕自己愤怒,进而会害怕冲突。当你很害怕跟别人冲突,其实你是不敢跟别人靠近的。你会害怕团体,万一别人对我不爽怎么办?

不敢让愤怒出来,那你的愤怒还在不在?在!你这样做的结果就是愤怒会以嘲笑、冷漠、疏离的方式出现,这样的例子绝对不少见。

我们有个学员,从小父母就不在身边,她身边也没有什么人可以说话。所以,她很少说话,在家里一天说的话可以用手指头数出来。后来她去内观,内观要求禁语。对于别人来说,禁语很痛苦,真的有被禁止的感觉。但对于她来说,不说话就是她的常态,甚至每次去内观她都有回家的感觉。看起来是在灵修,很平安,但其实她反而是借着这个机会在重复过去的模式。

另一个学员,她和父母在家也几乎不说话,非常安静。父母大部分时间不说话,但是一讲话就大吵大闹。所以她很不爱讲话,更喜欢安静的状态。当她去内观的时候,别人因为禁语很难受,但是她却觉得很享受。

超个人心理学家杰克·康菲尔德也讲过一个例子。他在那个南传佛教里面,就发现有一个人很喜欢闭关。其实大部分人一听到他闭关都觉得好痛苦啊,一个人关在里面,不能跟人家讲话啊,禁语啊。哇,这个人就乐此不疲,刚闭完十天出来马上又进去闭一个月,闭一个月以后马上又去闭三个月。哇,人家都说,你修得太好了。结果后来发现是什么?他不敢跟人接触,躲在里面就有一个名正言顺、高档的理由:我在闭关。其实是很害怕跟人接触。我很怕,我很胆小,我很怕别人瞧不起我,我怕别人会欺负我,了解吗?其实是因为下面有一个恐惧,但是我们会用灵性作为理由让自己不去碰这个恐惧。因为灵性看起来就是平安。

十一、灵性逃避之假宽恕

什么是宽恕? 就是我要原谅某某人。

奇迹课程讲宽恕,宽恕当然是健康的,但是你是真的宽恕还是强迫自己必须宽恕?

当你还做不到真正地从心底里宽恕,但是强迫自己必须宽恕的时候,这种宽恕我们叫假宽恕。

比如奇迹课程讲假宽恕的例子:我宽恕他,虽然他对我干了那种卑鄙无耻下流的事情,但是我依旧宽恕他;他害得我丢了工作，到现在还没有从那个伤痛里面走出来，但是我宽恕他。

那什么才是奇迹课程里说的真正意义上的宽恕呢？

大家有上过课就知道，宽恕的第一步是把内心里面的东西摊开来，你现在承受的那些痛苦，你先看到，先承认。你也看到自己多么恨让你痛苦的那个人……当然这是第一步。当你慢慢地往下走就会发现，好像自己当初也不是那么无辜，也在里面想要有所得，甚至在里面想要得到一些证明，想要得到关注，才会让对方有可乘之机。了解吗？于是开始有些内疚。我们讲小我的那些动力，你要走过整个过程，真正的宽恕才会发生。

举个例子。有一个学员，说因为帮了朋友，反而害他丢了工作。这个学员，通过真实地探索自己，最后发现的是什么呢？"当时他让我帮他一个忙，他认为我是他唯一的朋友，好像除了我，没有人可以帮他。啊，我好需要这种感觉哦。甚至我在想，说不定别人都看不到他，别人都觉得他这个方案不行，那是因为别人没有眼光。告诉你，当我在做的时候我已经想象了，当我们这笔做成了以后就发了，然后网络上会争相报道：'当初某某人提一个方案，没有人看好，只有一个人，就是我，看中，眼光非常的高远！'——这就是'特殊性'，我在要这些东西。"只有这些统统看到以后你才会发现，原来是自己把自己搞成这样，跟那个人没什么大关系，他只是配合我演出。这才叫宽恕。而不是说，他那么不要脸，他那么无耻，我宽恕他。把这些过程摊开来，一层一层去深入，去处理，到最后，你自然会宽恕的。但是如果说不去看它，就像你不去处理伤口，而只是把它盖住，那伤口只会化脓，越来越严重。那些怨恨会衍生，扭曲，泛化。你会对这种骗人的人或者事件非常痛恨，甚至还痛恨那些被骗的人"那些蠢货，猪！"其实这就是你对自己的痛恨。

十二、奇迹课程、心理治疗与灵修

奇迹课程修的重点，最主要就是看清小我。意思是看清小我的动力。包括我们上文讲到的：特殊性、孤独匮乏、罪咎惧、受害者、逃避转移等。只有看清以后，才能够化解它。化解以后，才会慢慢变成一个健康的人。这个方向在心理治疗和灵修上，都是一样的。

奇迹课程横跨传统的心理治疗与灵修。甚至说到究竟，它说：是谁在治疗？是治疗师退下来，让圣灵在其中做功。圣灵才是治疗师，我们只是其中的管道。这其实也就是灵修。

奇迹课程、心理治疗和灵修，它们的共同点是：我们在成长的过程中，是慢慢变成一个健康的人。重点不是要直接把自己变成一个可以自由表达、可以充分觉察自己情绪的人，完整健康的人。而是去看是什么障碍了我们变成这样，然后一点一点去化解。

心理治疗主要是除障，去找到是什么让你不敢那样。你要做自己，要做一个自在的人，那你去自在就好啦。是什么让你做不到？去找到并且化解那个障，那是我们心理治疗要做的。比如，你从来不敢表现自己。通过探索发现，你有个恐惧：如果我表现我自己就有可能被贬抑。因为小时候我每次一表现自己人家就说"你有什么好得意的？谁理你啊！滚一边去！"甚至我表现完还会被嘲笑。是那个害怕再次被贬抑的恐惧，让我从此不敢再表现自己。

那个恐惧是你要化解的。所以,在心理治疗时,我们想慢慢把自己变成一个完整健康的人,我们要去面对的是下面让我不能如此的原因。"如果我这么做就会有可怕的事情发生",是这样的一种恐惧。这可能是跟你成长过程中所发生的事情有关,慢慢地,你形成这样的信念。所以,成长,就是去面对那个恐惧,然后化解它。

奇迹课程主要说"看清小我"。看清小我也是需要勇气的。因为要去面对和承认那些我们不敢看,不敢碰的内在,确实是不容易的一件事情。你变得敢去面对它,敢去承认它。就算你不想面对你也愿意承认:"对,我现在就是还不想面对",而不是说:"没有啦,其实我知道啦,我很想治疗啦,可是我就是……"或者是"我没有那些,我好得很,我这种人需要治疗?你什么意思?"

你愿意去面对它,你愿意去承认它,也是需要勇气的。

在我们心理治疗里面,去面对当年那些不堪的事情:比如你觉得自己是多余的,你来到这个家里是增加这个家的负担,你来的这个家庭就是重男轻女,他们要的根本就不是你。你敢去面对这个东西,这需要的勇气和后来跳进去疗愈的勇气是一样的。当我们开始去面对自己的时候,我们才有机会去碰触到小我的心理动力:"我想要当受害者其实是因为我嫌弃我自己;我自己就想表现,我就是想把别人比下去,我就是想把别人干掉!"当你跳进去疗愈这部分,当然也是需要很大的勇气。

所以在心理治疗中,你首先要培养的就是去面对小我的勇气。当然这只有你经历过才会知道。

心理治疗和灵修,都是要去看清自己。心理治疗会去寻找哪些事件——过去的事件，在那个事件里面你形成一个对自己的信念。那里有一个你压抑下来的痛，一个你不想去碰的恐惧。

到了灵修的时候，你大概处理到了一个程度，那些痛和恐惧都化解得差不多了。你已经很健康了，你慢慢看得到有些部分是我们与生俱来的，跟你有没有创伤没有关系。即使你没有创伤，你也会想要当受害者，你也会想要逃避，你也会有内疚。并不是你有一个完美的童年你后来就没有这些。更何况，谁有完美的童年？即使有，你也一样会内疚，你也会想要特殊。你也一样会觉得孤独匮乏。灵修主要面对的是我们与生俱来的部分。

很多人想跳过心理治疗直接跨到灵修这一步。"我直接跳过这些小我，我不就上去了吗？"然后你就发现，你不时得被它抓下来。如果你是被遗弃的，你自己的那个无价值感，就不停地把你抓下来。比如当你在打坐的时候，你一面打坐一面跟自己说"你在干嘛？你以为你是谁啊？你以为你在这里坐了两个小时你就成佛了是不是？你算了吧你，你还是那个垃圾"。你脑海里面出现都是这些声音。它不时把你拉下来。如果你想直接跳上去，就会发现你不断在掉下来。

所以现在越来越多宗教的所谓走纯灵修的人，慢慢回头，开始再去补这个心理治疗的部分。甚至有些活佛，他会说他也在进行心理治疗。"啊，你是活佛啊！你怎么还有创伤？"那有什么呢？就算超越的人，他也有一些创伤需要处理啊。那是帮助你未来在修行路上走得更好，而不是总是再掉到同一个坑。

所以讲到这里，要做的就很简单了，要做的就是老老实实地去看,看清所谓的小我。你可以祈祷,这里的祈祷并不是祈祷圣灵要给你什么,而是祈祷他帮助你看清你到底在抓着什么东西不放,这就是我们所谓小我。抓着自己要当个受害者啊,抓着自己要成为一个特殊的人,抓着自己的过错不放,抓住很可怜的自己不放。当你慢慢真的看清的时候,你会觉得那个东西松掉了,不再那么影响你了。而有没有松掉,那个真的骗不了人,根本不用跟别人解释,自己就会知道。你会觉得过去那些一直跟随的东西开始松了,开始有别的可能性出现。它是一个"看清,放下"的过程,是一个减号,而不是去增加你某个样子、某种能力。所以你就是要对自己诚实,对于没有走过去的创伤,去承认,去面对。下面这句话是奇迹课程里说的:"圣灵只要求你一事,就是对他分享你心里所有的秘密。"这就是对自己诚实。

圣灵是我们内在的一个超意识。我们上文说过,成长就是意识的不断扩张。扩张就是:你发现,原来那个也是我。所谓我,它也是意识的一部分。那个所谓的灵性,就是我们讲的超意识,它是超越潜意识的,你的表意识下面有潜意识,穿越你的潜意识你会到达你的超意识,那个称之为灵性。圣灵就是代表灵性那个部分。

你想不看小我,你想抱紧圣灵,圣灵就告诉你要看清小我,那它会陪你看,这就是我们说的祈祷。奇迹课程的祈祷是这样说的:"请你帮我看到,我还有什么东西还抓着不放;还有哪些东西我不想看。"

归根结底,进化就是变得更完整,就是我们的意识不断扩大,然后你就会觉得自己越来越完整,这是一个整合的过程。

这里借用杰克·康菲尔德很有名的话:"即使最好的静坐

者也有旧时的伤口需要疗愈。"疗愈就是心理治疗,最好的静坐者指的是灵修的人。你灵修再好,你也会有旧时的伤口需要疗愈。所以,如果说这篇文章你看得都没什么概念,那你就记得最后这句话。

心理治疗与灵修需要齐头并进。如果光治疗,也还 OK,你前面还有路你会不知道,你会走向一种很自私、很自我的状态。因为你会对自己说:"我绝对不要再受伤了,我绝对不要再压抑了。"那你就会卡在半路上。如果光灵修呢?你就会出现我们刚刚讲的那些现象:把压抑的东西统统投射出去,认为自己什么问题都没有,一切都很好了。都是别人需要我帮忙。

因此,真正的成长,两者缺一不可。

真正的心理治疗与灵修,其实就是我们在不断往内看的过程中所进入的不同层次,这不同的层次深度是不同的。整篇文章着墨比较多的,就是在这个过程中会出现的一些误解或者陷阱。希望通过这篇文章的分享,可以让大家在心灵成长的道路上少走一些弯路。

参考书目:杰克·康菲尔德:《超越自我之道:超个人心理学的大趋势》《狂喜之后》

(整理人:李莉、刘芳芳,2019)

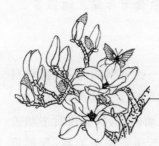

自我成长篇

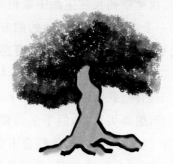

我总是不敢主动怎么办？

在一次觉察工作坊上，继一些人际互动的觉察活动过后，一位学员向老师提了以下问题。王敬伟老师深入地回答了，并对深度自我觉察给了指导方向。

学员：王老师，昨天我们进行了一些觉察的练习，我对自己有了一些觉察，但我不知道觉察之后的下一步应该怎么做。比如，我觉察到我在生活中是相对被动的人，我也很难主动去靠近一个人。不管是普通的朋友关系还是亲密关系，我都是享受别人主动来找我。但我有感觉到我的内心有个渴望，希望可以主动去靠近他们。那么，接下去我该怎么做呢？

王老师：我们可以试想一下：有没有人一生下来，在很小的时候，想要买玩具，但不主动提出来，而是等着爸爸妈妈来发现？这么小的孩子，他们会不会有这样的期望：爸爸妈妈看到我站在一个玩具前面，会对我说："你在干吗呀？你怎么在那里看那么久？哦，你的眼睛在看那个玩具。所以，你要买这个玩具是不是？"于是爸爸妈妈就给这个小孩子买了这个玩具。

有没有孩子一生下来就会这么做呢？肯定是没有的。

或者更直接一点，有没有一个小孩子，一生下来，想要吃奶的时候就安静地等着，直到爸妈说："咦，这孩子怎么这么奇怪，半天没有声音？是不是饿了啊？赶快给他喂奶！"

　　很显然，也并不是的。在孩子刚开始的时候，他们想要一个东西或者想要满足一个需要，一定是会主动提出的。或者用哭的方式，或者用言语的方式。

　　可是，为什么，我们后来变得越来越被动呢？而且，到最后，我们变得完全不主动了，总是被动地等着。这不是一蹴而就的，是一个缓慢的过程。

　　我们所有的模式，当最后变得"只能这样"的时候，表示我们背后是有恐惧的。也许你每次要求都被拒绝，或者都被忽略，那种感觉让你很不舒服。你不仅得不到，还被贬低，被嫌弃，于是你觉得自己怎么那么卑贱。后来慢慢地，你干脆不要了，不再提出你的需要。因为你认为主动会被拒绝，主动的人都是卑贱的，要看别人脸色的。（为了让大家有一个更直接地感觉，我这里用的是一种夸张的方式在讲述，也不一定会适用你的情况。）

　　慢慢地，你越来越习惯这种不主动的方式，而且，你也发现这样好像也不错啊。"我就在这边等着，这样很安全。如果别人有需要我，他就会来找我。他来找我的时候我可是高高在上的。"你享受那种被追逐的地位，所以当你要去主动的时候你就认为自己变成那个很卑微的人。

　　所以，所谓的觉察是我们不仅要觉察到我们的模式，还要更深地觉察到我们为什么会形成这样的模式。在我们可以主动提出需要，却不断被拒绝，从而慢慢变成被动的过程中，我们是有受伤的，是有痛点的。于是，我们做了一个决定：我再也不要主动了。

我们觉察到自己很被动，该怎么办呢？会马上变成主动吗？那我们也太小看这些年我们形成的信念了。我们的信念一旦形成，就不会只是一个念头，它们会形成一个体系。慢慢地，我们会告诉自己：被动才是优雅的，甚至被动是一种境界。你们看，我从来不去追逐，哪像那些人，总是要要要！我们会开始去美化这种信念，甚至我们会找到一套理论支持。所以真的觉察到自己的被动，然后想要变成主动，并不是那么简单的。

那么，我们如果真的想要改变可以怎么做呢？我们可以试看看完形的一种方法：实验。什么是实验呢？就是我们不知道结果是什么，我们只是有意识地去尝试，去探险。如果我们知道结果是什么，那就叫重复，而不是实验。实验很重要的一点：界限要很清晰，在固定的时间和地点。

比如，在接下去的课程里，在这个教室里，在剩下的时间里，你去试看看主动地和某些人接触。你想和谁说话，你就试着去做。然后你去观察自己内心的各种感受，是不是有很多挣扎，是不是有一个声音一直跟自己说："不要去！不要去！如果他拒绝我怎么办？如果他讨厌我怎么办？你看，他一直都没有注意我，他应该对我没兴趣，我不要拿热脸贴冷屁股了！"当你看到你的各种念头时，那个时候开始你就会有更深的觉察了。当你的这些念头全部涌上来，而你清晰地看到以后，你就能知道你为什么选择被动，而不仅仅是觉察到自己被动了。我们总认为"觉察就有疗效"，但更主要的，是要看你觉察到什么样的深度。我们经常是觉察到一个皮毛就打退堂鼓了，所以没办法深入，也自然没办法达到疗效。

如果我们愿意觉察下去,并且去实验看看,就会发现这是一个处理我们创伤和未完成事件的一个机会。我们会看到自己的恐惧,看到我们内在深以为自己是卑贱的。这是疗愈我们的一个入口。

也很有可能,我们冒险尝试,主动向别人发出请求,别人并没有拒绝我们,相反还很愿意给予。这对我们来说就是一个成功的经验,我们会发现其实没有想象中的那么可怕。

所以,尝试的结果有两个,一是我们可以深切地感受到我们背后的恐惧是什么,借由这个机会,去穿越和疗愈;二是发现主动并没有想象中的那么可怕,下次我们就会更敢于去尝试。

（整理人：刘芳芳，2014）

为什么我不敢拒绝别人？

学员：别人对我提出要求，我经常不敢拒绝，然后自己心不甘情不愿地去做。一直如此，我常常很痛恨自己为什么不能果断拒绝别人！

王老师：如果在很多事情上，面对别人的要求，你都很难去拒绝，首先你可以问问自己：如果我拒绝他了，会怎么样？

大部分时候，你会认为，那个被拒绝的人会很受伤。他可能会认为自己很差劲，不值得被别人帮助和支持；他可能会认为自己很可怜，孤苦无依。而这一切，都是你造成的！所以，当你拒绝他的时候，想到他会因此受伤，你会觉得很内疚。因此，你常常不敢拒绝别人。

而你勉强自己去满足他的需要，你的给出又带着牺牲感。你心不甘情不愿，或者拖延完成，或者完成得不是那么好，或者你会找很多人抱怨你的辛苦，俨然一个受害者。

接着，你可以再问问自己：当别人拒绝你的时候，你是什么样的感觉。

你很可能也会有上述一样受伤的感觉，觉得自己很差劲，很可怜，不值得，不配得。而且因为经常体验到，很害怕再次经历被拒绝。以此投射（自己有但是不愿意去接受的感觉，会认为别人也有)出去,才会觉得别人在被拒绝的时候也有同样受伤的感觉。

而当你害怕被拒绝的时候,你一定不敢要求别人。因为要求别人就有被拒绝的风险,你又会再一次体验到受伤的感觉。为了避免这令人痛苦的感觉,你开始不敢要求别人,什么事都自己做。慢慢地觉得越来越辛苦,和别人的连接也越来越弱。

不过,除了不敢要求别人,还会衍生出一点,就是真的在要求别人的时候,就非要别人答应不可。其实这一点和不敢要求别人是同一回事,背后都是无法承受被拒绝的痛苦。

因为这样,你变得很坚硬,非此即彼,没有了弹性。

最后,你可以问问自己:我如何面对别人对我的帮助?

当你不能拒绝别人,勉强答应别人的要求,等到下一次你去要求别人,而别人答应你的时候,你会不安心。因为你再次把之前自己勉强答应别人的牺牲感投射出去,害怕别人也很有可能在勉强帮助自己,别人肯定也有牺牲感。所以你在接受别人帮忙的时候,会觉得压力很大。你变得不敢接受别人的帮助。

不能自然地给出,不敢要求,不敢拒绝,不敢接受,这些部分都是紧密联系的,其实都是同一回事。根源在于你过往的创伤,在于你内心对自己"不值得,不配得,很差劲"的认定。而疗愈,就是要深入这个部分,充分地经历和穿越。

(整理人:刘芳芳,2014)

为什么她什么事都要找我帮忙？

学员：我有一个好朋友，她是一个很好的人，我和她在一起很舒服。但在这半年多的相处过程中，她有什么问题都会来找我，每次都是我在帮忙，在付出。我现在觉得很累，也不太想和她在一起了。可是对于自己的这种想法，又觉得很内疚，很不应该。我该怎么办呢？

王老师：在回答这个问题之前，我们先了解一个理论概念，就是卡普曼三角形。卡普曼是美国一位非常著名的心理学博士，他在多年的心理研究中发现所有的心理游戏都有迫害者，拯救者，受害者这三个角色，而每个人都在这三个角色中不停地互换位置。

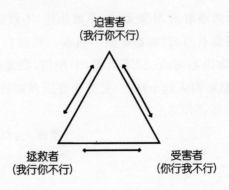

当迫害者过分地攻击、指责,受害者过于接受攻击和谴责,拯救者过于热心地帮助解救被害者的时候,心理游戏便开始,这些行为便成为游戏的内容。

在你的例子中,当你的朋友有困难的时候,这时候也许有人造成她的困扰,或者有事造成她的困扰,总之她变成了受害者。受害者一定是因为外面有一个迫害者,这时候她就会想去找一个拯救者。

她找到了你,你也帮她解决了这个问题,双方都很高兴。你作为一个拯救者,会认为:你看,她的问题别人都没办法解决,最终是我解决的! 于是你觉得自己很有价值,很有能力。看起来你是在帮她,是在付出,其实你也是在得到。而你的朋友作为受害者,会认为:啊! 终于有人来救我了! 我是有人支持帮助的!

双方都很高兴找到了对方,两个人都很满足,就这样度过了一段蜜月期。

下一次,她再有问题,继续找你。这样的过程再重演了一遍,双方再一次感受到满足。

慢慢地,她会觉得,有问题就一定要来找你,因为你总能帮助她。而你也慢慢地会觉得,她有问题,我就应该要解决。因为之前都是我帮忙解决的。

但是,慢慢地,她再来找你,你开始有了怨恨:你没手没脚是不是? 你没有脑子是不是? 什么事都要来找我帮忙!

但是你却好像非帮不可了。因为之前你"表现得"太有爱心,现在已经下不了台了。你一边在心里抱怨一边继续帮她,内心怨恨越来越多,觉得自己是个受害者,而她开始变成了迫害者。两个角色开始变化。

你的怨恨不断积累，需要找出口表达和发泄，你开始到处跟人抱怨她："真的好累啊！她怎么什么事情都来找我！自己一点脑子都不动！"当你开始抱怨她的时候，你又成为迫害者，她变成了受害者。

　　等到有一次你不帮她了，她会很愤怒，找人到处抱怨和攻击你，她又变成了迫害者，你变成了受害者。

　　同时，当你成为受害者的时候，她不仅是迫害者，也同时是拯救者，因为要让你不再受害，只有她不再找你帮忙才行，这样她就成了拯救者。

　　就这样，你们在这三个角色里跑来跑去，不断地玩着这个心理游戏。最后双方都很挫败，关系面临破裂。

　　所以，表面上你是在帮她，但背后其实都是你自己的需要。她找你帮忙，也是在满足自己的需要。双方在这个游戏里，都在满足自己的需要。这个需要是由各自的创伤衍生出来的。最早的受害者不断在外面寻找拯救者，是想要找人帮他，想寻求关注。最早的拯救者是想要证明自己是有能力的，自己是被需要的，是有价值的。

　　两方的内心深处其实都是害怕自己不值得，没有价值。

　　受害者的没有价值是认为没有人关注自己，没有人帮助自己，拯救者的没有价值是觉得自己很无能。所以，心理游戏的结果，就是一旦关系破裂，双方都各自回到自己的创伤。

　　受害者认为：你看，果然没人理我，我果然就是被抛弃的。

　　拯救者认为：你看，到最后我什么也帮不了。

　　最后，关系还是破裂了。其实，你以为你一再帮助她是在维系这个关系，但当你们开始玩这个游戏的时候，关系就已经开始破裂了。

那怎么停止这样的心理游戏呢?

游戏中的当事人,只要有一方不再起作用,从角色中脱离出来,这场游戏便会中止。也许你会担心关系将不存在,但是一份充满牺牲,怨恨,内疚的关系,还不如没有这份关系。

而想要有一份富有品质,双方可以相互滋养的关系,就要时刻觉察自己是否又陷入心理游戏中。同时,要尊重自己的需要,明确彼此的界限。当自己满足不了对方的需要时,要直接、清楚、完整地表达出来:"我知道你现在很困难,我也很想帮助你。但以我目前的状态,时间,精力都不够用。如果我帮助了你,我会有牺牲感,会有一些怨恨。所以,你是否可以再想想看有什么其他的解决办法?"

当自己行有余力,可以帮助对方的时候,就可以轻松地帮助到对方,也不会有牺牲和怨恨。

把对方和自己的需要都照顾到,既不伤害对方,又不委屈自己。如此,才可以拥有一份高品质的关系。

(整理人:刘芳芳,2014)

"我想要改变"的
背后隐藏着"我根本不敢改变"

在一次工作坊中,王敬伟老师和学员之间有一个问答互动,很深入地分享了关于"改变"的觉察方向。

学员:老师,我做完个案,感觉自己女性的部分越来越多了,慢慢接近我一直想要的状态。但是我现在反而又有一个担心。我担心我要是变成了纯女人,没有了以前阳刚的那一面,就变得太软弱,撑不起来了。

王老师:

当我们说要改变,并真的迈出那一步的时候,我们原来那些"我们之所以会变成这样"的原因才会浮现。

比如,你一向是讨好别人的,后来你觉察到自己这一点,就在想自己是不是很卑贱,然后你决定再也不讨好别人了。可当你鼓足勇气对别人勇敢地说"NO!"的时候,你底下所有的恐惧就会浮现,然后你才会知道当初你为什么要讨好别人。

这个就是觉察的深度。所以我们说要改变,说要做自己,都是喊口号而已。其实试了以后你就知道,这下面有多少东西还需要清理,有多少东西你还在逃避。包括你说想要当女人了,可是为什么这么长时间老是过不去呢。现在终于走到了这一步,真的要当了,却开始害怕:"哎呀,不行不行不行。当了女人好像显得太软弱,撑不起来了啊!原来我不敢当女人的底下,是这些恐惧。"当初也是因为这些,让你决定不要当个纯女人,而选择成为刚强的女汉子。

包括强势的人想要变得柔软,那也都是上课学来的,下面隐藏的都是不敢。你要知道,当我们说没办法的时候,我们应该用这三句话问问自己,这些话所揭露出来的部分才是我们要去化解的。

改變

- ① 我不想:～～～～～～
- ② 我不敢:～～～～～～
- ③ 我怕我这么做了以后:～～～～～～

练习:送你三句话

我没办法:我没办法当纯女人啊,不知道为什么啊。

换成以下三句话,依次说看看:

1.我不想:我不想当纯女人。

2.我不敢:我不敢当纯女人。

3.我怕我这么做了以后:我怕我当了纯女人后,就会变得很软弱,生活的很多困难都撑不起来。

把这个句式用在生活中的很多"没办法""不得不"的事情中。自己练习这三句话,经常自言自语,很多底下的原因就会冒出来。

　　所以,关键的地方并不是一直说我要变成什么样,而是要去看看是什么让你不敢变成那个样。

（整理人：刘芳芳,2017）

因为安全，
所以敢去冒险

在每次疗愈工作坊的第一天早上，王老师都会留一个空档的时间，宣布接下去要做一件很无聊的事情。

安全，是冒险的开始

老师："现在，我们要做一件很无聊的事情。"

大家面面相觑："无聊的事情？是什么啊，好奇。"

这时，上过很多次工作坊的学员甲缓缓地说道："是要进行自我介绍吧？这个事我见多了。确实无聊。"

大家都恍然大悟："哦～"

老师笑着点了点头："我们一群人首次聚集在一起，要由此开始我们内在探索的旅程。这是一趟冒险的旅程，因为我们要去触碰过去我们不敢触碰的，要去面对过去我们害怕面对的。所以，在这个旅程中，我们需要有足够的勇气。而在什么样的情况下，我们才有可能鼓足勇气去冒险呢？"

大家想着，没有人回答，老师接着说："我们以孩子作为例子。孩子在陌生的地方，和在家里，表现有什么不同呢？"

学员乙和学员丙等妈妈们立马回答道："那区别太大了！在陌生的地方刚开始特别腼腆、害羞，动也不动；回到家就判若两人,有时候房子都快要被掀翻了。"

老师问:"那这两个地方有什么区别呢?"

学员丁回答说:"因为家里很放松,也很熟悉。孩子会觉得这就是属于自己的地方,是安全的。"

老师接着丁的话说:"对,熟悉,放松,安全。这是让一个人卸下心理防御,融入环境,打开自己的条件。在我们的工作坊中,我们也需要一起来营造这样的氛围,让大家可以慢慢熟悉彼此和环境,然后愿意开始这趟自我探索的旅程。

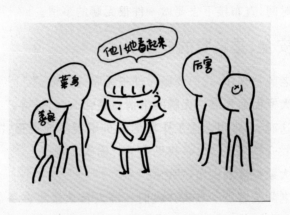

当我们刚来到一个陌生的地方,因为彼此都不熟悉,我们就会有很多猜测。比如在这里,我们看着陌生的同学,就会猜有些同学看起来好像很厉害,肯定之前就上过很多成长课,自己是菜鸟,要少说话一点;有些同学看起来好像有点凶,自己要躲远点……这些因为不熟悉而产生的猜测,会让我们自我限制,止步不前。于是,我们的整个课堂,也会因为大家在心里的各种猜测而生出很多无形的障碍,止步不前。所以,我们会在前期做很多工作,让大家彼此熟悉、建立关系。自我介绍就是一个很好的方式。

大家在经过这样一轮自我介绍以后,既可以表达自己,也会对其他同学有一个初步的认识。很多时候,当我们开始认识他人以后,就会觉得和他的距离缩短了,那种慢慢的熟悉让我们愿意靠近彼此,敞开自己。当我们在这个团体里觉得安全时,我们才有可能在接下去的课程里敢于去冒险。"

大家听了老师的这番话,都点了点头,觉得很有道理呢。原来一个简单的自我介绍背后,有这么深的内涵。

大家慢慢地开始介绍自己,老师也根据每个人的介绍做了针对性的回应。自我介绍完了以后,观心阁里的能量有了明显的变化。大家的面部表情都柔和了下来,在和其他学员对视时,也经常报以一笑。

大家你一言我一语地分享自我介绍完了以后的感觉:"感觉我们都是一样的,并没有谁比谁更厉害,谁比谁更痛苦呀。"

"我本来觉得我的事情是难以启齿的,听完大家的分享以后,我觉得并不是只有我这样,以后我会更勇敢一些。"

"现在觉得大家都亲近了好多,而且好像认识了很久一样。因为我听到了你们这么多内心里的故事,我身边的很多朋友还从来没有跟我分享过这些呢。"

大家说得停不下来,比之前的发言踊跃多了。

当我们明白人性,我们就自然变得宽容

老师笑着总结道:"孩子刚到一个新环境,我们总会催促他,让他热情地和别人打招呼:'叫叔叔! 叫阿姨! 快叫啊! 你要做一个懂礼貌的孩子。'可孩子因为不认识,不熟悉,怕生,总是躲在大人的后面。我们越催,他其实越想逃。可是,当孩子慢慢熟悉环境,也认识了新环境里的小孩子们,他们就

会玩得很开心，甚至到最后，你都拖不走他。你肯定会说：'哎呀，这个孩子怎么这样？刚才不是还怯生生的吗？'道理再简单不过，孩子在那里表现的和我们在这里表现的都是一样的。这是我们人类的本能，在一个新的环境，一定要观望，一定要试探，要等熟悉了，安全了，才愿意伸手伸脚去冒险。当我们知道了这个简单的道理，我们对孩子和自己就不会有那么多强迫了。"

"嗯嗯嗯～"大家拼命地点头，真是再认同不过了。从早上自己的表现开始，再回想到自己的孩子平常的表现，以及自己对孩子的逼迫，大家都瞬间明白了这里面的道理，有学员大声地说道："以后我们要更尊重人性一点！"

大家哈哈大笑，老师宣布进入休息时间。这下子观心阁热闹了起来，大家都三三两两地聊起了天，不时传出阵阵笑声。

后记： 环境的安全是我们卸下防御的开始，心理的安全是我们愿意在人生中尝试、冒险的开始。当我们的内心有足够的安全感，在面临风风雨雨的时候，就不会惊慌失措。而且，因为心底深处的安全，我们会更有勇气去选择自己真正想要的生活。

如何拥有内心的安全感？慈爱的父母，陪伴的爱人，稳定的工作，都可以促进安全感。一名在人生的关键时期一起前行的心理咨询师，一群和自己一样愿意往内探索坚持疗愈的小伙伴更是安全感的来源。最终，他们的陪伴和支持会化成我们自己内心的力量，自己就是安全感的来源。

（整理人：刘芳芳，2017）

你的拖延、迟到，
时间管理帮不了

为什么我们每个人会在岁月的沉淀中，慢慢变成现在的样子？

为什么有些行为，比如迟到、拖延，尽管自己如此深恶痛绝，也不断想办法努力改变，却怎么都改变不了？

为什么我们对外面的人百般讨好特别友善，对自己身边的人却大呼小叫天天吵架？

当你看完这篇王敬伟老师和学员的互动文章，也许答案就会浮现。

孩子最想要的是爱和关注

王老师：我们每个人都会在成长的过程中找到一种最适当的模式、最好的模式。这种模式可以趋利避害，得到我们最想要的，避开我们最不想要的。我们以孩子为例子，来看看我们是如何一点一点地形成每个人后天的人格模式的。

一个很小的孩子，他要活下来，除了吃喝拉撒睡以外，他心理上最大的需要是什么啊？

学员：父母的爱和关注？

王老师:是的,对他们来说,父母的爱和关注非常重要。那么,孩子要怎样得到父母的爱和关注呢?我们以在家中不同排行的兄弟姐妹为例,来阐述一下这个问题。这个只是一种常见的状况,但并不代表每个人都是这样的。

如果在一个家庭中,有好几个兄弟姐妹,那么,他们就会为了得到父母的爱和关注,各出奇招。这些招数慢慢地会固定下来,每个孩子也就慢慢形成了不一样的人格。

以老大为例。俗话说老大照书教,老二照猪养。老大是第一个出现的孩子,自然就会特别注意把他教好。一般来说父母也会特别认真,小心翼翼,所以很多老大一般也是比较守规矩,比较听话的。因为父母希望他是守规矩的,所以会经常强调:"你真听话,真棒!"父母认为只要把老大教好了,就可以做一个榜样,给下面的弟弟妹妹效仿。

所以,老大确实是好孩子的标准、样板。

那么,等到老二出生,他如果和老大一样,听话,守规则,父母会觉得怎么样呢?

学员甲:不稀奇啊,老大养好了,老二学着,自然听话。

学员乙:这样很好啊,省事,当然老二得到的关注肯定比较少。

王老师:对,父母会觉得这是应该的,所以给的关注会比较少。但我们之前说过,孩子认为最重要的就是得到父母的爱和关注。如果一直觉得得不到爱,那至少也要关注。对于孩子来说,最害怕的还不是被打被骂,而是被忽略。

学员:不会吧?宁愿被打骂也不愿意被忽略?

王老师:你们仔细体会一下就知道了。被忽略意味着没有存在感。而存在感是我们小我来到这个世界上最最最重要的。我这么多年的个案经验可以看到,被忽略被遗弃的伤害远远大于被打被骂。

那么对于老二来讲,他在优秀方面既没办法超越哥哥,也没办法引起父母的注意,那怎么办呢?他可不愿意被忽略。

直到有一天,他不小心打破杯子,这下被父母骂了一顿。"哇!爸爸妈妈注意到我了!这个感觉很不错啊!"于是就开始觉得这套有效,接着就在生活中不时闯个祸,让爸爸妈妈抓狂生气一下。看到父母关注自己了,就在心里暗爽。所以大部分家庭的老二都是调皮捣蛋的。这确实太好理解了,因为之前父母不注意他,他只能另辟蹊径,走叛逆路线。

接着,如果家里又出现了老三,上面听话的也有了,叛逆的也有了,应该怎么办?大部分的老三就是走贴心路线。天天跟父母说:"爸爸我帮你拿拖鞋!""妈妈你好辛苦,我帮你按摩一下。"尤其老三如果是女儿,那就是呵护全家人。那父母肯定很开心啊,一直夸老三就是贴心小棉袄。

当然如果下面还有老四老五,肯定大家都会找到适合自己的路,标准就是一定要得到父母的爱和关注。一般最小的孩子会走可爱路线,大家都很疼她。于是就会一辈子当小孩,总是很可爱的样子。

以上是在家庭中兄弟姐妹间有可能形成的生存模式,当然并不绝对,但可以作为参考。

我们表面上是一个样子,内在就越是另外一个样子

学员:老师,那每个孩子就只能这样下去了吗?一辈子都只能成为那一种类型的人了?

王老师:那是不是听话的人就永远听话,叛逆的人就永远叛逆呢?其实,每种模式形成的背后,都是为了去得到爱和关注,但这并不代表这个人就永远都是这样了。听话的人也有想要叛逆的时候,他有时候也想做一点出格的事情。当然大部分时间都是想想而已,或者做的话也只是一点点的出格,那个叛逆的次人格已经被压抑得太久了。

　　以及,一直叛逆的人有没有也想走正规路线?总是贴心、可爱的人有没有想要长大一点证明自己?都有的!我们说,表面上越是什么样子,内心里越有一个方向相反,程度相同的部分。只是这个部分被压抑下去了,但并不代表这个部分就没有。那压抑的部分跑哪里去了?潜意识。而潜意识一定要找出口,它们不时要冒出来。每当冒出来时,我们自己就会被吓一跳,就会觉得很奇怪:我不是这样的人啊!我怎么会有这样的冲动?

　　其实这些冲动一直都在,只是你不知道而已。这些压抑下去的冲动,就是相对于我们表现在外的主人格以外的次人格。

　　那么,被压抑下去的次人格,如何找机会表达自己的冲动呢?举一些常见的例子。

　　听话守规矩的人,最喜欢什么呢?迟到。为什么呢?就是想叛逆啊!我以前就有这样的毛病,当听话的孩子当太久了,就总爱迟到叛逆一下,一般每次都要迟到半个小时。后来我的朋友们都知道我的毛病,有一回约聚餐时,跟我说的见面时间是晚上 6:30。偏偏那一次我觉得每次迟到很不好意思,决定早点去,结果发现一个人都没有,打电话给朋友才知道原来他们约的是 7:00,怕我迟到才故意跟我说 6:30。

20多年前我上完形工作坊的时候,有一次请外国老师帮我处理爱迟到的议题,那个老师就对我说:下午上课的时候,你晚十分钟进来。结果,那天下午我反而准时就到教室门口等上课。

听话的人就是这样的模式:你要我来,我来,你要我几点到,我不会差太多,但也不会刚刚好。我要让你知道你没办法完全控制我,我不是那么百分百的听话。大家知道吗?搞这些小动作一方面暗爽,一方面又让自己难受。久而久之,很多人在不自知的情况下会开始自责,怪自己总是迟到,然后去学什么时间管理啊,一定要提前把东西准备好啊,一定要几点起床啊,结果呢,还是迟到。自己也觉得真是奇怪。其实,当你不知道下面动力是什么的时候,表面上怎么努力改变都是没有用的。

而且,更进一步,听话、守规矩的人,当他做了这个决定,成为这样的人,就不是只会听父母的话,或者老师的话。他们是所有人的话都要听,所有的规则都要守。等到自己长大了,没有人给自己规则了,变成自己给自己规则。

但是,作用力产生反作用力。只要要求自己遵守规则,底下就有一个想要对抗的部分蠢蠢欲动。每次觉得应该要做什么事的时候,下面就有个小人在对抗:"我为什么要?我为什么要?"以为在对抗别人或者环境,其实都是自己在对抗自己。于是做什么事都没办法全心全意,总是在打架、内耗。

还有一个常见的例子,就是认真负责的人。只要别人交代的事情,认真负责的人就一定要办到。发展到后来,谁来拜托他都会答应。在这个过程中,各种赞美都得到过。到最后,好像做很多事情也不是为了赞美了,而是他们就是觉得做人要负责,这本来是人生准则。

前面我们说过,我们表面上越是一个样子,里面的次人格就越是相反的样子。每次答应别人的时候,内心就有个声音:"你不要老找我!什么事情都丢给我,我不想管!"心里明明想拒绝,但却做不到,自己气得要死。帮助别人做好事情后,以后人家还是会找他。到最后,一边做一边骂,骂完别人骂自己。

最后,那个被压抑的不想做的部分还是冒了出来。答应别人的事情先是变得拖延,接着要做也只做七八成,不会百分百完成。反抗得厉害的,干脆把事情搞砸,看你下回还会不会找我。最严重的,就是把自己搞趴了,累倒了,生病了。

这下呢,就更有说辞啦。生病可是很有好处的。可以休息,可以得到关注,可以理直气壮地谴责那些一直找你帮忙的人,都是你们让我这么辛苦病倒的!甚至你可以什么话都不说,身边的人也会帮你谴责那些老是找你帮忙的人。

大家可以慢慢看清楚吗?如果你底下的模式是这样的,你就会经常做出一些类似的事情,拖延,迟到,出点小意外,生点病……你有时候也怪自己为什么老是重复这样的事情,也去学很多时间管理的课程,去健身,养生,但是如果你没看清楚你的次人格如何在你主人格的压抑下蠢蠢欲动,你看不到自己背后的心理动力,觉察不到这一切都是自己选择的,不管怎么想办法都是没用的。

学员:我想起有一种人对外面人都很好,但对家里人却很粗暴,好像有点明白为什么了。

王老师:对啊,里面的次人格要找出口,在家里面就不用再装了嘛。

学员:我外公就是那样的人,帮村里所有人,大家都说他是好人。我让他帮忙办的事却经常忘记。

王老师:是啊,在外面装好人,讨好别人够了,压抑的次人格就用来对自己人了。

学员:我就是经常搞破坏的那种人……

王老师:嗯,你可以对照看看,是否适合你。你是否压抑了你里面某个次人格的需要。

（整理人:刘芳芳,2017）

我的前半生，
一直穿着厚厚的盔甲

学员：昨天我做的个案，做完以后很早就睡了。感觉人有点蒙蒙的，很多东西好像都浮现了，但我不知道这些部分到底是怎么联系起来的。怎么也想不通。虽然做完个案，但觉得还有很多东西需要处理。接下去要怎么做呢？

王老师：我回应一下这个问题。

我们都认为，或者希望，做完一个个案，应该所有问题都被解决了。其实这只是一个开始。开始把过去压抑、封闭的东西打开。

一次个案会走相当一段，但不会走完全程。这次个案后，你走完的部分，会开始化解，会有些变化。还没有走的那些部分，会有东西开始冒出来。有些感觉会更明显，觉得好像轻松了。但是好景不长，开始有一些其他状况浮现。这时候我们可能就会开始抱怨："怎么会这样？我没做个案前都好好的啊！"其实以前不是好好的，以前只是不想去感觉那些所谓的不好。而压抑的东西只有冒出来，我们才有机会去看清、化解、处理它们。

但是我们也知道，过去压下去的东西太多了，我们花了几十年把它们压在那里，关在那里。甚至我们去上一些课程，那些课程告诉我们,只要我们上完三天,上完五天,啊,你就是一个全新的人。

事实上,通常那些课程只是把你的东西压得更深。上完三天以后:哇,觉得自己充满爱心,充满力量、激情,以为自己真的就是那样。其实,我们只是把下面的那些内疚、恐惧、怨恨,甚至委屈全部都隔绝掉。

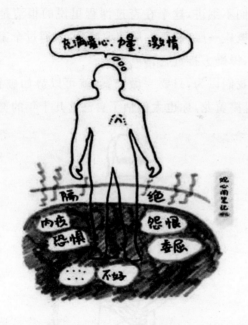

我自己一路走过来,市面上的那些课程我大概都经历过。谁不想要那种快速效果的?几天就让你换一个人。世上的人对自己总会有一些不满,或者对自己的现状总有不满,希望赶快改变,所以市面上这种课程太多了。

我们刚开始都是想要试这种。试过了我们就知道,那种药效有多久，第一次一般会比较久一点，大概一个月。等到药效过了，那些压抑的东西就又全部涌上来了。原来在课上压下去的东西又冒出来了。有些人是试过那些课后再过来上我们的课，所以会比较了解。

如果没有试过的话，可能会觉得："哎呀，这里好辛苦啊！需要慢慢一步一步地走。"通常来说，我们花了那么多功夫把它压下去，压下去的所谓的障绝对不是只有一层。这个完整的理论我们不细讲，这个在奇迹课程里说的很清楚。但是我们每次大概碰一层，甚至一层都要好几次，通过个案或者工作坊的方式，慢慢去接近它。

如果我们以为，只要一做个案，就可以势如破竹，过关斩将，一路直捣黄龙，你也太低估了自己这几十年的努力了。

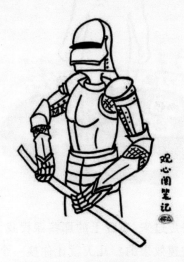

你花了多少工夫把那些东西掩盖下去，否认它，然后再拿东西盖在它上面？那些工夫绝对不会白费。然后开始发现越来越不对了，跟人的隔离好像越来越厚了，到了某个年纪，三十多岁,四十岁,开始意识到,看到:"噢,好像这样子下去不行啊!"然后很多问题开始出现,尤其在你的关系中,跟孩子,跟老公,跟老婆……我们才会来看看到底怎么回事。

大家可能听过这个比喻:那些我们掩盖、想要否认的东西叫作防卫。防卫就有点像那个盔甲,刚开始是防卫别人,但是你在防卫别人的时候同时也在防卫自己——我不想看到我里面的这些东西。比如,你想哭,可能因为小时候哭了会被打,所以后来就痛恨自己哭,那就训练自己不要哭,但是还是很难过啊,那就训练自己不要去感受这个难过。慢慢地,好像真的不难过了,但是你也不开心,跟人好像很难亲近,诸如此类的。所以我们说那个东西就像盔甲一样,最后隔到自己都不知道自己有这些东西。

所以,我们的前半生,或者说前面大部分的时间都在穿这个盔甲,很厚的盔甲,然后你走的这条路呢,就是慢慢地脱下盔甲。脱下盔甲好像讲起来轻松惬意。但实际上呢?那个盔甲穿在你身上,它就像你的第二层肌肤一样,你要脱下它,就像扒了一层皮。所以我们只能每次一层,因为一次全部扒开受不了,我们会防卫,抗拒。但是每次扒掉一层,啊~~都会觉得轻松,好像有些东西开始松动。但是,我们扒掉第一层,第二层的东西就开始上来,所以觉得一次个案,好像并没有处理完,很正常。

那怎么办?就是去看清楚。去感觉,在平常生活里面,冒出什么就去看什么。做完个案会有各式各样的现象,包括身体上的,心理上的。这时候,那些难过开始出现,害怕开始出现,甚至身体开始会有一些症状。有些个案会出疹子,开始哪里痛,也有人本来不痛,现在开始痛了。或者开始感冒的,生病的。

其实我们的所谓生病，只是症状出现了而已。那个病你本来就在，只是之前还没有显现出来。但是，当它开始出现的时候，我们就可以循线，去慢慢探索到下面有一些什么东西。但是症状都出来了以后，我们会开始怀念过去那种不知不觉、没有感觉的日子。以前都是："哦，我为什么都没有感觉，我好像是个行尸走肉一样！"，当这些感觉出现的时候你又会开始觉得："当行尸走肉也不错啊！"

好吧，今天讲这些应该还来得及。我说过这是一条不归路，这些大概老学员都知道。新同学，如果你还没有做个案，还有机会，还可以回头，赶快停止。等到第一层扒开以后，你就只能往前进。往前进就是往里面走，往深处走。往前进的路上，我们刚才讲，那些压抑的东西会开始浮现。ok，难听的话先讲在前面。那当然，如果这么痛苦，谁还要走这条路啊！但是每扒掉一层，就能感觉到轻松自在，这是给你的回报。尝过那种甜头以后，很难有别的东西可以取代。虽然痛，但一路上就是痛并快乐着——这是我们疗愈行程的简介。

另外一点就是你刚做完个案的时候一定会混乱，这一层东西开始掀开以后，很多东西会跑出来。你要一段时间酝酿，在有意识或无意识中让这些东西慢慢归位。会慢慢开始有一条线将这些穿起来。有点像拼图，一块一块出现，这里一块那里一块，开始这些拼图一块一块好像都没什么关系。越来越多的拼图出现后，开始有轮廓，你会越来越清晰。

那么，你过去所学习的那些是不是白学了呢？也不是的。那些是一下子把结果告诉你，然后你以为你已经到了这个结果。但当你自己慢慢走过这条路，慢慢地，这条路越来越清晰

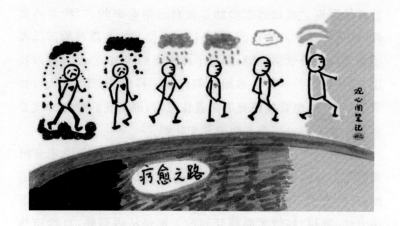

了以后,你就会开始真的了解,真的懂,之前那些理论讲的是什么意思,可能经常你会有这样的感觉:啊!原来那句话是这个意思啊!

以前你会认为"我懂了!我懂了!我知道!我知道!",你可能会去对别人说,会教育别人。但你走过这条路以后的懂,和以前的懂是不一样的。至于实际上这个症状什么意思,那个症状什么意思,慢慢探索就自然知道了。你探索下去,还会发现,不止这些症状你了解了,包括之前你没有讲到的,你没有意识到的,都会慢慢了解。

第一次做个案,会有很多东西冒出来,过程中你也会有很多感受。但是要到那种你想捅破这层窗户纸一探究竟的地步,很抱歉地告诉你,没那么快。我说抱歉的意思是,有些人可能会认为:"哦,我已经学了这么多了,也许别人需要的时间很长,但我一旦来处理了,就会很快通了!"不会的。甚至很有可能,你以前学的一些东西会成为一种障碍。

可能你只要一进入某种状态,过去学习到的一些话马上就开始浮现:"我知道这些都是我自己招惹来的。""我要感谢你,这是我这一世的功课,你是我的天使。"这些浮现的话反而成为了你花钱学来的障,隔绝了你下面的怨恨,恐惧。所以我说,如果你以前学的很多跟我们路线一样的话,那太好了;如果不一样,是想直接用光明来盖住黑暗,那么我们疗愈时就要多费一番手脚。那个光明障要先化解。

　　只有进入黑暗,穿越以后,你内在的光明和喜悦才会出来。那种喜悦不是外面发生了什么事,谁对你怎么样而形成的;那种喜悦不是你告诉自己,不是催眠自己,不是你借用很多方法,冥想,好像才能感受到的。那是从内到外,自然而然涌现的喜悦。

　　好吧,说这好也好,不好也好,疗愈就是这么一回事。

（整理人：刘芳芳,2017）

成长，就是脱掉从幼儿园开始
就一直穿在身上的衣服

学员：当有情绪的时候，工作坊里会有各种办法让我们的情绪出来，那在生活中，我们怎么去处理自己的情绪呢？

王老师：

生活中有情绪，怎么处理呢？最简单的办法，当然这可能不是你想要的答案，那就是找专业咨询师协助。

那你可能就会继续问：那如果我是一个人呢？咨询还要花钱，花时间。

看到没有？经常是：我来问你，但我有种种条件限制，这个不行那个不要，然后请你给我一个答案。

如果你不想花钱不想花时间，那说明这个东西对你而言并没有那么重要。这时你就会想：哦，你看，你讲了半天其实就想赚钱。

好吧。那我就回答一下。你问："那我回去自己一个人怎么办？"我说："回去的时候，自己摆个椅子或者垫子，去跟它对话。"你马上就会问："那怎么对话？"我答："就把你心里想的跟它说。"你马上说："那我不知道我心里想什么啊。"

看到没有，这时你就在跟我玩心理游戏：说这不行，那不会，这个我不想碰……就这样讲到最后我没招了。

然后你就会说：我很想处理，我也问了老师，结果老师也没有办法，所以你不能怪我。

（说到这里，老师停了一下，对提问的学员说）：我们的心理游戏或者防御机制各种各样，并不是说你就是这样的。而是借由你的问题，来做一个引申。可能有些人会这样。

其实，很多人问问题，底下都有一个这样的想法：我想要的答案是：老师告诉我，我原来做的那种方式就够了。

我说你去找一个安全的地方。你会说那我没有办法啊，我家里面好多人。那怎么办？我说那你去找一个没有人的地方。你说可是我找不到啊。就这样慢慢把我逼到一个角落，这个你不行，那个你做不到。

最后，我说那你就看看吧，也许可以弹弹琴唱唱歌。你就会说，"哦，老师你说弹琴唱歌可以的，是不是？这是你说的哦！"所以，其实你心中早有答案，只是希望我说到那个答案而已。

那为什么自己有情绪或者卡住的时候，要寻求专业的协助呢？因为找一个专业的咨询师，有个人在旁边协助你，你会比较敢深入下去。如果一开始，你就想要靠你自己，你是下不去的。你到了某个程度，就会觉得不安全，再深下去就会碰到"那个东西"了。这个东西出来后会发生什么状况你没法预料，你怕你会失控，你可能会被它吞没。这时你的恐惧会升起："万一我真的瘫了怎么办，谁来照顾我？"所以你需要一个专业的人士来协助你。

说到专业，这是另外一个问题，就是这个咨询师自己有亲身走过这条路。并不是那种挂牌说自己有咨询师证，自己没有疗愈就出来助人的人。所以你要慎选咨询师，现在市面上大概有 60－70％是那种考了证就出来接个案的,其实自己都没有充分疗愈过。然后当你讲自己状况的时候,他就开始搜寻脑海里面有限的那些心理学理论,找个标签贴:你这个是恋父情结、你这个是口腔期没满足,你这个是抗拒……这样的情况太常见了。

选择咨询师的时候,你可以试试看,不要只是从表面上看他的牌照,可以有个磨合的过程,多找几位,看看哪个最舒服。不是以别人作为标准,而是要以自己的感受作为标准。有些案主会喜欢理论分析型的咨询师,他们会告诉你,你是因为小时候有什么样的经历所以造成你现在怎么样。你会觉得是是是,有道理。有些会喜欢体验型的咨询师,通过让自己真的去体验,跳进去充分经历,最后慢慢走出来。所以说心理治疗有这么多学派,因为每个人都有适合自己的取向。治疗师有治疗师的取向,他会找到适合他的心理治疗流派。案主也是一样,有他自己的特质,有适合他的流派。

而我们走的是体验取向的,就是你要去体验。就像你要学游泳,你得跳到水里面去。很简单。我们会说:"你要学游泳是不是,那你就下水。"

"哦哦,不不,我不要下水。"你这样回答。

我们很多人都是这样希望的:"你告诉我怎么办,然后我大脑想象,就可以了。我不想跳下去。"

那遇到这样的状况,我会说:"我不知道那要怎么样才能做到。我的方法很简单,就是你直接下水。"

你就会说:"不不不……我想要我不用下水的方法。"

当然你也可以找到那种分析的,两个人讨论怎么游泳,那也是可以的,各取所需,讨论完以后,你就觉得够了。

只是我们不是那种倾向。所以我会说这里未必适合每个人，或者不是你现阶段适合的。有些人就是要经过头脑的分析，慢慢有安全感，他才会愿意下脚试试水温。再慢慢有安全感以后，才愿意真的下水。

　　所以对于第一次上课的人，大部分会害怕、犹豫、观望，或者浅尝即止。在水边探了探脚，就说行了行了，我不要再下去了。我们绝不会把你抓起来丢到水里去，我们不可能违背你的意志。你愿意下水到什么程度，我们就陪你到什么程度。不愿意下水没有关系，你先看看别人在水里是怎样的。也许你就是需要这样的心理准备，你需要看一个，二个，三个……看到这些人都没有淹死，也许那个时候你就敢下水了。

　　我们说所有的改变都是渐进式的。有些人实在是受不了，已经火都烧到背上来了，那时候就不管了，看到水就直接跳进去。痛苦已经到了受不了的地步了，所以不会再逃避。或者有些人已经前面做了很久的铺垫了，只是你没有看到。他之前已经在岸上练习了一段时间，然后慢慢下去，站在水中划了好几次，慢慢把头放进去。而你只看到，这个人真的好厉害，一来就可以直接跳下去。

　　所以说要根据你自己的步调，不要勉强，不要逼自己，逼自己是没有用的。如果一个人他不肯下水，你说走啦走啦！对方说我想下去，可是我不敢。你就说，走啦，不会淹死的，你看我下去了，有死吗？没有吧！你也一起下去吧，走啦走啦！他还是不动，甚至你越拉他越往后。因为他有他自己的节奏。所以我们说不要勉强。

　　那你可能会说，如果我只是在岸上看着，不下水，那我这个课是不是白上了？不会的，至少你在看的过程中，你知道下水后是怎样的,前面的路是怎样的。我们会帮你暖身,帮你看看,慢慢地,你发现自己可以试一下。所以说有些人要上好多次课,在这条路上要走好多年,过程就是这样一次一步,一次一点。

一次一步,一次一点的意思是,你不会只来上一次课,然后我帮你点化一下,做了个案,然后所有的问题都解决了,从此过着幸福快乐的日子。不会的!对不起,对于某些人来讲,甚至是把一个盖子打开了,里面的东西才刚要出来。

打开以后,你回去发现:怎么搞的,本来关系很好的,现在回去跟我爸妈吵架了,怎么会这样啊?! 虽然当初来的时候,你说我爸妈一直逼我,可是我无力反抗。现在你开始可以跟他们吵架,他们说你怎么会变成现在这个样子。你回想以前,对啊,以前好幸福啊,非常和谐。

所以,对于某些人来讲,回去以后某些东西会跑出来,可能是自己还没有准备好的。

所以,我每次都会在课程开始之前提醒大家:这是一条不归路。现在说虽然有点晚,但是对于那个还没有做个案的人,还有机会,赶快回头,慎入慎入。

说这是一条不归路,这是一个好消息也是一个坏消息。坏消息是这是一条不归路,上了之后你就回不了头了;好消息也是上了以后你就回不了头,你只能一直往前进,只会往前进。也许进的速度不是那么快,但那个盖子一旦打开了,甚至也许没有到完全打开,它开始松动了。你要想再把它盖得像以前那么严实,也不是说不可能,但是很难。你以前花了几十年才把它盖严实,也许你现在要再花个几十年才可以把它盖回去。

关于疗愈，成长，有个比喻。你过去的模式，就像你幼儿园开始穿的一件衣服，那件衣服你从来没有脱下来过。然后你慢慢长大，但你还是穿着那件衣服。那件衣服稍微撑大一点但还是有点小，然后你就觉得呼吸困难，觉得这边勒得痛那边勒得痛。你说怎么回事啊？然后做了个案，慢慢有所松绑，这个扣子解开，那边拉链拉开，突然间你好像可以呼吸了。但是你有点后悔，我以前穿这件衣服还好好的，但现在它那么奇怪。所以你要回去吗？回不去了。这下子扣子扣不回去，拉链也拉不上了。

所以我上课第一天都是这样，不管我说的话好听还是难听，我统统先讲，你自己决定。但是，麻烦的是，如果你没有体验过，你根本不知道我在讲什么，你会觉得哪有你讲得那么可怕？走了以后，你才发现上了贼船了。

（哈哈哈。学员们笑。）

（整理人：游一婷，刘芳芳，2018）

疗愈不会让你少走必须要走的路，
但是会缩短经历它们的时间

以下对话来自王敬伟老师的宽恕疗愈导师班。"学员"没有特定的指向性。

学员：老师，我感觉我现在做完个案，平静的感觉消逝的好快哦。一下子就到头了，不超过一星期。比如前天我觉得好一点了，昨天又崩溃了。前天我觉得我好像能原谅我爸了，昨天又一下子勾到他遗弃我的感觉，我快要疯掉了。

王老师：当然当然。我们那些所谓的创伤，经过我们的疗愈过程，比如场景重现，让情绪出来，它会降到一个程度。但过一阵子你会发现这些情绪啊想法啊又冒出来了。当然程度上可能没那么深。那这些再出来该怎么办？继续做个案？继续场景重现？

学员：好好经历。

王老师：OK，好好经历。那再经历完以后呢？刚刚讲了，回去后好了两天，就又来了。

学员：面对。

王老师：怎么面对？我也面对啦，我也做个案啦。我的个案越来越密集了。可还是这样。

学员：我也是想，难道个案要越做越密集吗？

王老师：那怎么办呢？五天做一次？三天做一次？

学员：哈哈哈……那是不是可以找一个长程的，包月。

王老师：最好是治疗师住到你家去。

（学员大笑）

王老师：我们讲过，心理疗愈能帮助你到一个程度。再超过这个程度，有个东西，它是化解不了的。心理治疗并不是万灵丹。并不是说，不管你怎么样，反正你来了我们就把相关人物摆出来，就场景重现。也许每次这样做的时候，结束时确实有效。但是，很可能过后那些感觉又跑出来了。这个化解不了的东西是什么，大家猜猜看。

学员：是我自己要的。

王老师：Exactly. "我就要这个感觉！我就要当受害者，我就要委屈！我就要证明爸爸做错了！"这些都是我自己要的。当受害者你不能平白无故啊，你要有痛苦，你要有证据。证据很重要，有了证据我才能告诉别人他对我做了什么，我有多痛苦。而且，我还要告诉自己我有多痛苦。

我们在奇迹二阶"痛苦的吸引力"环节有讲到这个部分。意思是我们真的会想当受害者。当受害者的感觉太熟悉了！太过瘾了！就像吃某种特定的东西会上瘾一样，两天没吃就觉得少了什么。乃至于这样问："老师你看我都处理了那么久了，怎么这些东西还有啊？你看，你帮我做个案怎么做成这样子啊！"

她又在干嘛？

学员：又当受害者了。

王老师：所以我们要清楚，不是只要学了这一套疗愈的方法就够了。以为什么事情我都用心理剧摆出来,然后照着心理治疗的程序走一遍就可以解决。当你这么做了以后,会有一个程度的缓解,但过后可能会发现:"奇怪,不是都处理过了吗?怎么这种痛苦的感觉还在?怎么当年他怎么对我,现在还总是会重复感受到?我还是会陷入同样的感觉?看来这心理治疗方法没用!"

如果执意要当受害者,任何方法都没有用。

关键是,这种情况有什么好处理的?要处理什么呢?你要当受害者,然后你也真的变成一个受害者。这为什么要处理?我不懂。

就像我想吃皮蛋瘦肉粥,也得到皮蛋瘦肉粥了。你说:"老师你帮我处理一下,我怎么会得到皮蛋瘦肉粥啊?"我们是不是会觉得这人很神经病啊?

所以处理到一个程度以后,就是你自己的选择了。心理治疗,最多最多最多,最多最多最多就只能带你去看到:原来那是你自己的选择。心理治疗最多只能做到如此,它不能替你选择。

它不能说"你要这样做",它不能说"我帮你拿掉"。不可能。这个话我们用不同的方式讲过无数遍。如果别人可以帮你拿掉,全世界早就都得渡了,早就都解脱了。我们之前就讲过,佛陀来到这世界,耶稣来到这世界,这世上有多少这些大成就者来到这世界,那世人都解脱了吗?你说不不不,以前那个交通不发达,所以很多人都渡不到。那我们不是也举过例子,就连他们身边的人也一样,渡不了。耶稣是被谁出卖?

学员:犹大。

王老师:犹大是谁?

学员:耶稣门徒。

王老师:13 个门徒之一。所以现在在美国,13 还是不吉利的数据。被出卖的那天晚上他们吃了一顿什么?

学员:最后的晚餐。

王老师:13 号,星期五,后来把既是 13 号又是星期五的日子称为"黑色星期五",一直流传到现在。犹大可是耶稣身边的人啊,耶稣不是照样被他出卖?(当然他们有他们的因缘,也许是想实现给世人看一些真相,耶稣说要告诉世人我不是一具身体。)

当然在平常的学习中,有人会说,是这个老师不行,那个方法不行。但是耶稣够给力了吧。我们再举个极端的例子,佛陀。他当年有个弟子,要灭释迦族。佛陀出面阻止。前面两次他的弟子都听他劝阻退兵了。第三次,他的弟子说:"前两次我已经给足你面子了,这一次没办法了。"所以他就把释迦族灭了。所以,谁比佛陀厉害?谁比耶稣厉害?身边有谁比他们厉害的?

也许你说那是耶稣、佛陀不行。没错,碰到你自己的决定,谁都不行。这就是我为什么不做非自愿个案的原因。道理都是一样的。

有学员经常跟我说:"老师啊,你跟我儿子谈一下。""老师啊,你跟我老公谈一下。"意思是什么?把他们搞定。所以你要改变他。有一次有一个人来当个案代表,他自己之前没上过我的课。那个过程他一直在指导我们个案应该怎么做,我们应该怎么同理案主。最后他问我一个问题:"我们隔壁邻居他的亲戚的小孩,他不肯去上学怎么办?"我说:"没办法。如果他自己不愿意的话,谁都没办法。"然后他就出去跟别人讲:

这个老师不行,我问他的问题他都答不出来。看到没有?我们每个人都会想着去搞定别人,也觉得治疗师就是能搞定别人。

如果你身边的人出现这样的情况,你怎么办?你看着他在那里,一直在同一个困境里重复。你怎么办?你只能在旁边干着急。还是你要努力去帮他?就跟我们刚刚讲的例子一样,你不但帮不了他,你知道最后会怎么样吗?你刚好自己送上门。因为要当受害者,一定要先找到一个什么?

学员:迫害者。

王老师:那个迫害者是谁?要到哪里去找?会不会跑到非洲象牙海岸或村子里面去找一个人呢?

学员:身边的人,在身边找。谁送上来就是谁。

王老师:对。你送上门,你就变成那个迫害者。但是我们也说过,为什么你会送上门呢?

学员:你想当这个人?

王老师:有可能。看到没有?这就是我们讲过无数次的东西。

发现任何问题,讲到最后都是我们讲到的这个问题。讲过无数次,道理都一样:都是我们自己要来的。

如果你听到这里,你说:"我懂了,我知道我知道,原来是这样的。我以后不玩了。"

你会不会不玩了?不会。为什么不会?

学员:因为动力还很强。

王老师:嗯哼,因为动力还很强。为什么动力还很强?明明知道这样下去会让你自己痛苦。

学员:那个痛苦的感觉很熟悉。

王老师：所以这就是我们说的，你"为什么"要这样？那个"为什么"要改成"因为"。"为什么它让你痛苦，你还要继续下去？"应该改成："因为它让我痛苦，所以要继续下去"。看到没有？那个痛苦的吸引力有多大！

那不是没完没了没救了？那我们还上课干嘛？

上课只是充其量让自己发现，哦，我又在玩同样的"受害者"游戏。只是以前我不知道我在玩，现在我知道我在玩。

知道自己在玩，结果就是：有可能玩的时间越来越短，当受害者没有办法那么理直气壮，然后会有心虚。还有呢？奇迹课程讲，"你的受苦能力虽高，但终究有限"。总有一天会受不了，够了，真的够了！也许是你真的厌倦，也许是你不想再玩了，受不了了。那时候才能真正停下来。要不然在那个之前，都会选择，"玩一下嘛！没关系的！小玩玩嘛"。甚至会想越玩越大，也许就是要经历这个过程。

好吧，话说，我们也说过，小我做一个决定，他会忘记。为什么会忘记？这样才能怪别人，这样才能当什么？

学员：受害者。

王老师：Anyway。所以道理讲起来很简单。慢慢慢慢"知道"自己在玩，"知道"你可以用其他词去替代，觉察、观照、觉知。这也就是心理治疗，最多最多最多最多能做到的，当然还要你愿意。

不想知道自己在干什么，或者看到了也不愿意改变，这样的状况在个案里面，绝对不少见。有时候案主自己没有意识到，但是他的次人格代表（王敬伟老师发展出的一种心理疗愈方法，每个人除了大部分时间呈现于外的主人格，还有很多隐藏的次人格。）一上来，每个都在说："我不想看！""我不想听！"

"我不想感觉!""我知道有个东西在那里,但我就是不想去碰!"所以我们就知道,案主的真实状况就是没有准备好去看自己。

讲到这里,就可以说说在这样的状况下,我们经常用到的心理技巧。他说我不想看我不想看我不想看,怎么办?一般情况下,我们会告诉他"别看","千万不要看",甚至把他眼睛蒙起来。我们这么做的目的是什么?可能很多人会疑惑:"你不是说让他知道自己在玩吗,让他别看他不是更不知道了吗?"

学员:别人不让看的时候反而想要看了。

王老师:也许是,也许别人说不想看的时候他反而要看。但也许并不是。也许真的拿个布盖上,让他不要看,案主会觉得好安心,好放松。那表示什么?他真的不想看。那你说,这个个案无效,失败。都没做出什么东西。是不是失败?

学员:不是,是让他知道他不想看。

王老师:让他知道他不想知道的,让他承认他不想承认的,这就是我们所谓带他到"知道自己在干什么"的地方。至少要走到这一步。当我说"我不知道,是因为我不想知道的时候",和原来的"我真的不知道",有什么差别?

这差别可大了。

这差别是什么呢?

学员:是自己的决定。

王老师:对,意思是什么?你不是……?

学员:我不是无知的,我不是无能为力的,我不是没有选择的。

王老师:你不是受害者。你是自己搞自己。看起来好像是一样。但其实完全不一样。

好，那如果个案他不想知道，不想承认，他也知道他不想知道，他也承认他不想承认，怎么办？

个案就可以停了。我会跟他说：我们今天大概就只能做到这里了。

因为我知道下面的东西他不想碰。

作为治疗师，我们尽力就好，我们也只能尽力。在治疗的过程中，可以各种方法试试看，比如找人去跟他说："我不想知道，我不想看"；找人扮演他，他去跟那个人讲："别看！别听！"然后也许会碰到下面的一个想看，也许。这就是我们所谓的尽力。甚至我们把这个场景，把这个事件摆出来，用布隔着。同样的目的，不同的形式。

为什么要用布隔着？

学员：因为他不想看。

王老师：我们只是让他看到他不想看。但是作为一个治疗师，你可能会认为，当看到案主很痛苦的时候，应该要把他救拔出来："啊呀，你怎么陷在里面啊！这样太痛苦了！"

那是因为你太外行了。他这种感觉，各种滋味，你不懂的。陷在里面，那种酸甜苦辣……

学员：五味杂陈。

王老师：对啊，还有各种香料，各种调料。你在救他，就像他在吃麻辣火锅，酣畅淋漓，满身大汗，一面吃一面说："哇！辣死了！辣死了！像火在烧一样！"

你突然把那碗端走。

"妈的！"他会气地大叫！

你说："你自己在那边一直叫辣，说怎么这么辣？我才端走的。"

学员：哈哈哈，给他点点可乐就好。

学员：没有错，辣的时候就是要喝可乐。

王老师：ok，千万别当真。"哎呀，这东西怎么那么辣？辣死了辣死了！可不可以不要弄得那么辣。"这些话千万不要当真。

"这么辣啊？那我们加点水。"也不行！不要说端走，连稀释它我都不干。

学员：是啊，就没有那么有吸引力了。没有那种感觉了。

王老师：我们的心理治疗不仅不会把麻辣火锅端走，还会让你看到是你自己想要吃的，甚至我们还会再加点料。怎么加？

我们会让一群人站在案主旁边，对他说："哎呀，你真是太惨了，你真是太可怜了！我的天啊，他怎么能这样对你？是不是人啊？"看到没有？就好好为他的受害者部分再增加点料。

庾澄庆有一首歌，让我一次……

学员：爱个够！

王老师：让你一次吃个够。

（学员大笑）

王老师：Ok，通常，呈现给案主看，他自己不想看的状态时，有些案主自己会觉得有点不好意思，"没有啦……也不是这样啦。"这时候你就可以继续往下了，因为他确实有一个部分是不愿意这样的，还有愿心继续往下做。但是也有这样的情况，有些案主会说："对啊！真的是这样的！他们对我真的太坏了！"那你就知道什么？

学员：他还是很享受。

王老师：对，他还乐在其中，还没有到要真正改变的时候。好吧，但是我们也说，让案主去承认，包括我们自己，要承认原来是我自己要的，这太难了，违反小我的动力。大部分的人都会说："没有啊，事实摆在眼前，我就是个不折不扣的受害者。"这些事情，他能如数家珍地叙述一遍又一遍，每次叙述还要加油添醋。

所以真的是不容易。

对于个案的效果，我们要有正确的期待。我们也只尽力，我们可以对案主说："你上次来讲这个，这次又讲这个……"我们把事实摆在他前，没有什么好争辩的。如果你跟他说："你干嘛一直讲这个事情？"他会说："我哪有一直讲？！你看，你又在批判我了！"

所以就如实告诉他发生的事情："上次你说了什么，这次你又说了什么。这些重要的东西我都有记在这里。这次又告诉我这些事情，你的目的是什么？"看到没有？都是我们用过无数次的方法。这个很好用，你每次卡住的时候，你就问他，"你说这些话的目的是什么？"或者也可以问这个："你上次这么说，这次又这么说，这样做有什么好处？"都是同样的意思。

以前有一个个案。她就是小时候被爸妈打，打到棍子都断了的这种。刚开始这个部分有处理过几次，一段时间没来后，她又来了。她好像也说不清楚要处理什么，但自己一直都觉得很难受。最后又把过去爸妈打她的事情呈现出来，她还是强烈的怨恨，愤怒，情绪强度丝毫没有减弱。我当时还纳闷，就觉得很奇怪，为什么处理过那么多次了，情绪强度还是那么大。结束以后，她竟然跟我说："我好像做了一个假个案。"当然，在做个案的过程中，那个哭声，以及各种行为，当然是有一点夸张，这个可以听得出来。哭的过程中也没有眼泪，但是她演的那么尽兴，那么投入，我也不好意思去戳穿她。

第二天，她跟当时协助她的学员吵了起来了。她在那边一直骂那个学员，骂到那个学员说："你不要再说话！你再说我就揍你！"她还是继续骂，最后她就被打了。我就回想到，这不是第一次，上一次被打也是在课上，跟另外一个学员吵起来。她一直骂一直骂，骂到另外一个学员说你再说我揍你。两次都是同样的情形。

我后来回想起来，她以前是有说过，她好像就是要故意去激别人，激到别人受不了，动手打她。这样的事情，再联想到她小时候被父母打，似乎就越来越清晰。

面对这样的个案，虽然道理我很明白。但有时候我还是会很困惑：这个重复特定痛苦的游戏，你这样一直玩下去有意思吗？

我们举这个比较戏剧化的例子，这样大家印象比较深刻。我们真的很难相信有人会抓着痛苦不放，我们只能尽量提醒自己。可能你要碰到很多次以后，才会相信真的有人会这样。也许，即使你想到有人会执意抓着痛苦不放，你也会认为说："这种人是存在，但不会是来到我眼前求助的这个人。"你会希望这个人是真的来求助的，他是真心诚意的。你也希望自己一定能够感化他，在你无限的包容之下。（大家笑）

所以，真的要上过很多次很多次当以后，才会真的相信，才会真的觉悟。

这个部分就像我们讲过的心理游戏，心理游戏的结果是什么？

学员：两败俱伤。

王老师:对,两败俱伤。一旦你开始玩,你就很难全身而退。除非双方都有这种觉知,愿意就这个经验回来看看自己,在这里面到底有什么执念?那如果是这样,这件事情会变成你一个非常有效的,让你印象非常深刻的一个教训。我们不要说是"功课",功课一词听起来实在是轻松写意,这是一个"教训"。

但是我们说这是双方都有觉知,愿心。这样当然最圆满。但那也不是双方一下子就能做到的。例如,双方在冲突的过程中,突然说:"等一下,等一下。我们坐下来聊一聊,好好看一下自己。"这可能吗?(笑)

王老师:不可能。都要各自回去,先疗伤。被伤的遍体鳞伤,坐在那里,好痛啊,慢慢疗伤,等那个痛慢慢减少。记得哦,等那个痛慢慢慢慢慢慢少,那个时候你才有办法去看,到底为什么会被伤的这么痛。至少在我们凡人的境界,你很难一觉得被伤害就马上去看自己。当你肚子被刺了一刀,肠子都流出来的时候,你还在那边想,为什么这个事情会发生在我身上,这一定是我自己招惹来的。(笑)

肯定要先去医院,把肠子塞进去,缝起来。

有些人甚至在痛得要死的时候,还在想这些是不是我自己招惹来的。看起来很精进吧,你看你们还要等伤口好才能反思自己,你看我现在在这里血流如注,我也可以自我觉察,够精进了吧。

学员:真的,我看到很多次类似的例子。有些人被别人的言语伤到了,很痛,会马上去分析自己:我这是因为什么……?

王老师:当然当然,你修得越好越会这样。

学员:这样子反而没办法好好去经历。

王老师:Exactly。因为你想跳。我们都会逃避转移。看起来很精进,实际上是在逃避。逃避什么?

学员:那个情绪那个痛。

王老师:对,要先经历那个痛,那个受害者的怨恨。但都会想跳过这一段。以为跳过去就表示我修好了。

太多这个例子了,我在不止一个地方看到过。最近刚好奇迹中心在翻译肯恩的一段录影。在里面提到同样一个例子,跟我前一阵在一本书上看到的一样,有的人修到最后就是这样,什么事情都会直接跳过让自己难受的部分,然后冠以很多高大上的说法。有的时候说是自己招惹来,这个层次还不高。

学员:这是上天对我的考验。

王老师:对对对,就是这种。那你可以再把他讲得更灵性一点,这是圣灵给我的功课。(笑)

里面讲的最离谱的一个例子,是有一个人被强暴,她说这个强暴犯是圣灵派来的。听起来实在是荒谬。这样的例子绝对不少见!绝对不少见!

当然这种说法:“这是你的功课”、“这是圣灵派来的”,在某一个层次有可能是真的。奇迹课程也讲,所有发生在你身上的这些事件这些人物,都是必须的。甚至有些书,例如《灵魂出生前的计划》,里面也有提到类似的说法。那个所谓的功课,是指,经由这个事件,你看到自己内在对别人的怨恨,自己的无助,对自己脆弱的痛恨,对世界的恐惧等等。当这些都经历穿越化解之后,我们才会真正明白,透过这个事件,我们要悟到的是什么。在前面这些过程都没有走过的时候,你就说“这是我的功课”,“这是上天的安排”,你讲这些话的目的是什么？

所以，我们说只能尽量去看到自己在玩什么。那么，当你发现自己在玩的时候怎么办？

学员：看一下可能就停止了。知道一下自己在做什么，是不是就……

王老师：就怎么样？

（大家语塞，大笑）

学员：你没受够的话就会一直在玩。

王老师：当然当然，因为玩的时候很过瘾。如果那个瘾头没有解，就很难停下来。

只有慢慢地走。

学员：老师，这十年我一直在听着你的理论，看着你做个案，我以为我很多东西都很清楚了。但是我这两年我感觉我在体验那些东西，然后我才发现好像不是这么一回事。我看我以前写的很多心理学文章，我会觉得自己太可笑了：你到底会不会知道你在写什么？看起来好像说的头头是道，实际上，我根本没有体验过。然后体验过了以后，却又写不出来了。

王老师：哈哈，对对对，很好很好很好。

学员：知道和体验，那个剂量简直是天差地别。所以我想说的是，心理治疗这条路，真的，真的，学习所能起到的作用是什么？就像我一直听了这么多理论，看了这么多个案，也做了很多疗愈。我觉得我真的应该都知道是怎么回事了，但很多该经历的还是逃不过去。好像我明明知道会这样，但我还是控制不了我自己。

王老师：哦，你看到那个坑了但还是掉进去。

学员：对对，然后真的要在里面，真的是摸爬滚打，被受尽蹂躏,然后觉得哇,怎么会这样。

王老师:对,会想:我到底在干什么?

学员:就是真的是要把这个过程走遍,但是为什么不能避免去走这个过程呢?

王老师:对对对,它没办法避免,但是它可以缩短。可能没有疗愈,会被它搞十年二十年,到快死掉了,老年的时候再回忆起来才明白。那现在可能三年五年就够了。奇迹课程讲,他不是唯一的法门,他没有说他是最快的,但是他能帮你节省时间。节省时间不是跳过去,就像刚刚我们讲的,但它可以浓缩,你里面每一步,你都还是充分去经历它,都还是原汁原味,但是你每一步都把它看得很清,所以可以比较快。

(整理人:刘芳芳,2019)

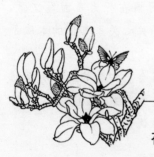

两性情感篇

关系的重点不在于形式,而在于底下的本质:

我们是如何看待对方的? 是带着怨恨还是祝福?

亲密关系的本质是什么？

关于如何改善关系的方法，各种书籍里不胜枚举。那为什么我们都做不好呢？因为我们太习惯在行为表面做文章，在形式上想尽办法，却并不了解、也不关心关系真正的本质是什么。

以下是王老师在《奇迹课程》研习会上和学员的一次互动问答，借着这个问答，王老师分享了他的关系，引出了"关系的本质"，也许会让我们对关系有更深的认识。

学员：老师，我想问一个和亲密关系有关的问题。我知道你离过婚，那你是在修《奇迹课程》前离的吗？

王老师：是的。

学员：如果你当时修了《奇迹课程》，还会和她离婚吗？

王老师：我不知道。

学员：所以你就是还不能宽恕她了？

王老师：大家看到了吗？我们太容易把形式和内涵混为一谈了。以为结婚就是宽恕另一半，离婚就是不宽恕。但是，我想大家也知道，在我们这个世界上有多少怨偶吧？在台湾，我妈妈开的养老院里，70多岁的老夫妻进来以后都还是不愿意和对方住在同一间,足可见在这个关系中他们累积的怨恨有多深。

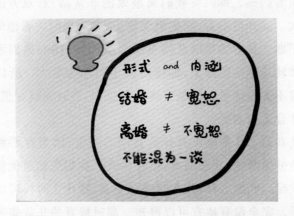

学员:可是你最早和她在一起,肯定是因为她有吸引你的地方,可为什么后来不吸引你了呢?

王老师:我在前面已经说过了,另一半吸引我们,是因为我们认为 TA 弥补了自己以为的一个缺憾,我们以为有了 TA 就圆满了。但结果我们发现,根本就不是这回事。TA 有的不仅变成不了我们的,相反,还不断提醒我们,我们没有这个部分。所以,当初吸引我们的,最后变成我们最痛恨的。

就是这个经验,让我去了解到原来奇迹课程讲的都是真的。

趁这个机会,我说说我的两段关系。

我的第一次离婚是很久以前的事情了,就不怎么讲了。跟第一个前妻离婚以后,因为我很爱孩子,所以孩子是跟我的,我的孩子和我们家人更加亲近。我觉得我和前妻的缘分就只是这样了。

第二次婚姻我有了两个孩子。在第一次婚姻中我了解到孩子真的要跟妈妈,特别是小的时候。所以后来的两个小孩就都跟着妈妈。那时候我们离婚闹的非常激烈,双方的情绪都很大。离开他们后,我很想念孩子,非常想回去看他们。但是我不敢。我害怕见面又闹得那么激烈,也担心他们家人会把情绪转嫁到孩子身上,那样对孩子的伤害更大。所以我一直忍着不去看孩子。但是我真的很想去,当时我就在想:什么时候才合适去看呢?

我和第二任前妻没有什么共同的朋友,因为在婚姻中我们都是分居两地,我在高雄,她在台北。我很想知道他们家目前的状况到底怎么样,什么时候会松动,我什么时候可以去看看孩子。完全没有地方可以得知。那时候真的非常痛苦!

就在这种走投无路的时候,我就跟自己说:既然没有别人可以找,那我就从自己下手。我问我自己:我是不是想跟她复合?这样至少孩子有一个完整的家。还是,我应该保持离婚?我再想:复合的话万一以前的状况重演怎么办?整天吵架,孩子还是很痛苦啊!所以我一直在犹豫。在这种纠结的心境下,我突然想通了一件事情:离婚或者复婚,这些都是形式。重点不在于这里。重点在于,在这段关系里,我想到这个人时,是怨恨还是祝福?

突然之间想通了以后,我就开始觉察我自己:我对她还有情绪吗?哦,还有点怨。那么,时候还没到。继续觉察,还有一些。后来慢慢地,有一天我突然觉得对她没有怨恨了,我只希望她过得好。那一天,我就打电话到他们家去。

她的家人一接起电话就说:"哎呀,你怎么这么久都没有来呀,孩子们好想你啊。"

我大松一口气。原来我以为联系又要经过激烈争吵啊，你对我错的争执啊，竟然完全没有！确实时候到了。当时我前妻带着孩子在加拿大，我第二天就买机票去看他们了。那时候我弟弟妹妹还劝我：你去的时候哦，要慢慢地，不要吵架。

我到了加拿大以后，他们非常欢迎我。一直说："住家里啊，住家里啊。"那几天相处的也很开心。从那天开始，后来他们回到台湾，我每次去找他们，他们都对我比在婚姻中还好。我每次一到，他们就叫佣人赶快烧饭，好好招待我。

我们还是处于离婚的状态啊，大家说看看，这个是不是宽恕？在这个关系里面，我才了解到什么叫神圣关系。那就是：我对她无所求，我们没有任何的权利义务（除了共同对孩子的抚养）。对她我没有义务，对孩子我愿意付出，她也没有要求我一定要拿多少钱出来。我按照自己的收入，我收入越多就给她越多。包括她有什么困难，我会主动给她。家里面出了什么事情，比如爸爸住院，这个月就多付十万块给她，带她爸爸去住院。心里面只有感谢。

我记得有一天早上，我女儿不想去上学，她当时还很小，读二年级。因为我前妻那段时间在大陆工作，所以妈妈好不容易回台湾了，她就不肯离开家去上学。她妈妈就在那一直催："还不去上学？！"

孩子就是不肯。孩子小的时候也说不出来，就是在那里哭着。前妻很生气，也在大喊大叫。

我早上起来看到大家吵吵闹闹，了解了情况以后，就问孩子："你为什么不去上学啊？"

孩子只是哭着，没说话。孩子小的时候就是说不出来，大人要帮忙讲。我就问她："你是不是怕放学回来又见不到妈妈了?"

孩子哭着点头:"是的。"

我很认真地问前妻:"你今天是不是真的不走?"

我前妻说:"我都说了很多次了啊!我今天不走。"

我继续问孩子:"是不是妈妈以前也跟你讲会在,结果她还是走了?"孩子继续哭着点头说:"对。"

于是我再次和前妻确认,并且跟她说你不要骗孩子。我前妻说:"我真的不走。"

我问孩子:"你愿不愿意再相信妈妈一次?"

孩子说:"愿意。"

然后我们就带孩子去上学了。回来的路上,前妻就跟我说:"我好喜欢我们现在的这种关系。"

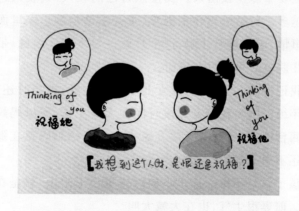

大家有感觉到吗?这样没有要求,没有权利义务的关系,是好还是不好呢?形式是最不重要的。不管我们是在婚姻中,还是离婚,最重要的,是我们带着什么样的心态看待这个关系。这个经验也提醒我后来在做关系咨询时的关注点:不管你们到最后要合要离,关键的是,如果在一起,不要带着怨气。怨气只会累积,到后来越来越严重;如果要分开,也要把这个怨清掉,要不然你会把这个怨带到下一段关系中。

所以,关系的重点不在于形式,而在于底下的本质:我们是如何看待对方的,是带着祝福还是怨恨。

(整理人:刘芳芳,2014)

为何越爱越沉重？
因为你以为爱＝牺牲

场景一：学员迟到

时间已显示 9：10，超过上课时间 10 分钟了。王老师决定课程开始，助教宣布了一些上课期间的后勤、行政事宜，老师开始了他的分享。

老师说："第一天的课程，我们一般会推迟一些开始，有一些学员因为找不到地方或者其他原因迟到了。但我们不会推迟太多，最多十分钟。我们现在就开始进入课程。"

学员甲说了一句："就是啊，通知上明明说早上 9：00 准时开始，为什么要推迟开始？我们早就到了。"

学员乙也不迭地点着头："嗯嗯，我也是这么觉得。"

学员丙用缓缓地语调说道："这是第一天，迟到一点没关系的。今天开始大家都是同学了，可以互相体谅一下。"

有几个同学附和着学员丙，大部分的同学沉默着。大家开始把目光都投向老师。

老师说："我们的课程以体验为主，也会根据现场发生的情况，把一些理念带出来。现在我们先从'准时和迟到'这个现象开始探讨。认为一定要准时开始的同学们举手示意一下。"

甲和乙首先举手,陆陆续续也有几位学员举起了手,老师环顾了一圈,大概一半的同学举手了。

老师继续:"认为一定要等到所有同学都到了才开始上课的同学举手示意一下。"

丙举起了手,也有两三个人举手了。其中一位说道:"等大家一起来才上课,这样表示我们是一个集体,这样也可以体现我们的爱心。总是要为别人多着想一些。说不定他们真的在路上堵车或者遇到什么急事了呢。"

其他的同学都沉默着,没有参与互动。老师问没有表态的同学。

学员丁是其中一位,他说:"看情况吧,等一会儿是可以的。比如20分钟至30分钟以内是可以接受的。"

老师开始了他今天想要分享给大家的理念:"在我们的关系中,我们总需要在一些时候去顾及对方的感受,做出一些妥协。像今天这样,我们以为,我们等迟到的同学,照顾一下他们,这表示我们懂礼貌,有爱心。但如果等太久,只要是等待,我们就会觉得不舒服。好像隐隐地,对他们有一丝愤怒。如果是爱心,怎么会有愤怒?那是因为,我们在用'牺牲'来'爱'。为了等迟到的同学,我们牺牲了时间,我们在等待的过程中感到无聊,认为课程收获受到了损失,总之,我们觉得痛苦了。而这个痛苦是因为迟到的人造成的,所以,我们会对他们有怨恨。"

丁举手问道:"怨恨?就因为等待他们?也太夸张了吧?可能会不舒服,但也没有到怨恨的程度啊。"

老师笑着说:"牺牲,一定会造成怨恨。一丝不悦与勃然大怒,都是同一回事。你感受到的情绪强弱并不重要,以后你们会越来越清楚,一丝不悦只不过是掩饰震怒的一道屏障罢了。

就从这个小小的例子,我们可以看到,你认为的爱,最后造成你的怨。试着想一想,我们最怨的人是谁? 就是那个你最爱的人,那个你为他做最多事的人。为什么呢?

因为你是用牺牲来表达你的爱,你认为牺牲就是等于爱。"

学员们有点懵,这样的观念太颠覆过往的认知,大家并没有完全理解老师的意思。

场景二:哪个男朋友更爱你?

老师看着大家的反应,知道这样的观念对刚开始进入工作坊的学员来说可能太深了,就试着尽量用很简单的例子来说明:"ok,我们现在来看看,平常我们是用什么来衡量对方是否爱我们,以及有多爱我们的?

假设有一天你生病了,你的男朋友知道了以后,立马停下手中进行到关键时刻的重大项目,专程跑到一个很远很远的地方买了一种你最爱吃的食物,然后马不停蹄地赶往你家。下着大雨,他因为太心急,摔了一跤,到你家楼下时,因为停电,电梯不能运行了。于是他一瘸一拐地爬上了六楼,终于到了你家。你觉得他爱你吗? 有多爱?"

大家笑着说:"好爱啊!"

王老师接着说:"另外一种情况,你生病了,刚好你男朋友在休假,他在来你家的路上买了你最爱吃的食物,顺利来家里看你了。你觉得他爱你吗?"

大家继续笑着,没说什么,也不必再说什么。对比一下,爱的深浅立现。

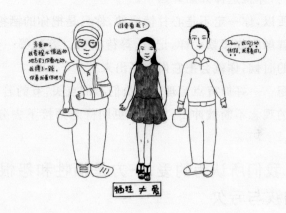

王老师:"这两种情况,你都吃到了你最爱吃的食物,你的男朋友也都来照顾你了,但你一定会认为第一种情况他更爱你,你也会更感动。为什么呢?因为我们已经如此根深蒂固地认为,为我牺牲越多的人,就越爱我。"

大家一片静默,好像有点明白老师之前说的"牺牲=爱"是什么意思了。也更加期待老师接下去所说的。

王老师:"什么是牺牲呢?就是看他为了我受了多少苦。可是,受苦一定会产生怨恨。"

有学员马上说道:"没有啊,我爱他,我是心甘情愿的。我还很高兴为他做这些。"

老师看着她,慢慢说道:"你的高兴,是因为你对你的牺牲抱有期望,认为他以后会有所回报。你说你心甘情愿,那如果下一次,你对他有任何要求,而他说我很忙呀,现在没办法帮你做这些。立刻,马上,你之前为他受的苦,就会在脑海里一条一条列出来!你会开始控诉:'当初,我是怎么对你的?!我为了你,受了多少苦你知道吗?你现在竟然连这点要求都达不到?!'你就这样开始算账了。"

所以,你一定不是心甘情愿的,你只是把你的牺牲挂在账上。就像应收账款一样,记着,等待收回。等到哪一天,当你需要的时候,你就会把它们都亮出来。"

嗯——好像有点道理。学员们有的点头,有的若有所思。过去的观念不断被冲击,大家都更期待老师接下去分享的内容了。

我们所认为的爱,一方是牺牲和怨恨,一方是内疚与亏欠

这时观心阁的门又被推开了,迟到的学员戊抓着包,低着头走了进来。她尽量轻手轻脚地坐到了空位置上,放下随身携带的物品,准备开始上课。

老师抓住这样的机会,笑着对她说:"刚才我们大家都在等你呢,说要全部人来了才开始上课。"

戊大惊,不断地跟大家说抱歉,解释早上要安顿好家里的孩子才赶过来。

老师又笑着问大家:"你们猜猜看,她现在心理有什么样的感觉?"

大家七嘴八舌,有的说:"愧疚。"

有的说:"应该也有点高兴,因为大家都很重视她。"

戊有点苦笑着说:"是蛮抱歉的,真的很对不起。"

王老师继续:"很好,大家都能感受到一些,她确实会升起内疚:'我害大家等了我这么长时间,我好亏欠大家。'于是,迟到的人会有意无意地去解释自己为什么迟到,不断地和别人道歉。可能有些人会去讨好身边的同学,好能弥补一下自己

的内疚。

所以,大家可以在这个小小的例子里就能看到:我们常常认为的'爱',以为等待迟到的人是出于爱心。但实际上,等待的一方是牺牲和怨恨,被等待的一方又是内疚和亏欠。"

戊因为迟到,所以之前的课程内容并不清晰,还在云里雾里中。老师对她澄清说"刚才我只是借助你做一个例子,其实我们的课程已经开始了,所以并不是大家一直在等你。"

戊笑着点了点头。

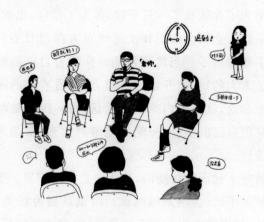

双方互相弥补抵消不了各自的牺牲

马上,有个学员急切地问道:"老师,你说关系是牺牲和内疚,那怎么办呀?"

王老师继续:"ok,如果你觉得对一个人亏欠,你会怎么做?"

几个人回答:"补偿! 对他好!"

王老师继续:"他为你牺牲,为你受了那么多苦,你会怎么补偿呢？上一次他千里迢迢为你买最爱吃的，那么你这次就在楼下便利店给他随便买一个，能补偿到吗？

不能！在你心里，你会觉得自己也要受同样程度的苦，才有补偿到。于是，原本你亏欠他，对他感到内疚，于是为了弥补，现在你也去受了苦。但，受了苦就也有了牺牲的感觉，也开始有怨恨。

而且，我要告诉大家一个坏消息，他受了苦，你也受了苦，双方的苦并不能抵消。不要以为，我对你做了同样的牺牲，我们就两不相欠了，这是不可能的。

就像他为了你被砍了一只手臂，你为了偿还，也砍断了自己的一只手臂。会不会你们每次见到对方都很开心，好像回到了都有手臂的日子？当然不可能。你看着自己的断臂，觉得自己做了太大的牺牲，开始怨恨对方；你看着他的断臂，想着自己对不起他，就开始内疚……于是，每一次吵架的时候，双方都会拿出自己的牺牲，一笔一笔地列出来：都是为了你，我才这么苦！

这样的账永远没办法抵消，只会一直一直积累。于是，在关系里面呆久了，就会越来越沉重。沉重是因为在关系里不断累积牺牲、怨恨和内疚。甚至到最后，很多话我们只愿意和陌生人讲，却不愿意和最亲密的人讲。"

有余力的付出，有弹性的要求

学员们更困惑了："那可怎么办呢？如果不能弥补的话，我们越来越沉重的关系应该要怎么挽救啊？"

王老师说："对，越来越沉重的关系应该怎么办呢？

首先，我们试看看不要再用牺牲来表达爱。当对方提出一个需求，你衡量一下自己的状况，你有余力，而且你真的很愿意去做，那么，你就去满足他。如果你暂时没有办法满足对方，你也直接清楚完整地告诉他，目前你能力有限/时间有限/精力有限，没有办法做到。你也要尽量让他知道，你的拒绝并不代表你不在乎他，不爱他。

反过来，如果你对对方有一个需求，你可以去提出，但是你也要做好心理准备，他是可以拒绝你的，你是可以去承受这个拒绝的。同时，你也要很明白，他的拒绝，并不代表他对你的否定，并不代表他不在乎你。你的内在是有空间和弹性的。

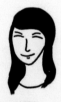

有余力的付出，有弹性的要求。
在关系中，大家能真实地做自己。

当你能做到这两点，你们在关系中就会比较轻松，大家都能真实地做自己。而过往已经累积的牺牲和内疚，如果对自己和关系影响比较大的，就要一点一点直接去解决。有怨恨的，去找合适的途径直接表达这个怨恨；有内疚的，去找合适的方式直接表达这个内疚。不逃避、不转移，慢慢地清理积累的怨恨和内疚。"

学员们若有所悟，都静静地看着老师，暂时问不出问题了。

（整理人：刘芳芳，2017）

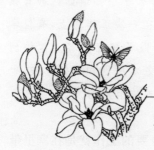

亲子关系篇

父母的疗愈是给孩子最好的礼物

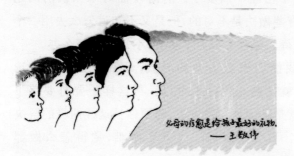

父母的疗愈是给孩子最好的礼物。
—— 王敬伟

有一种好，叫父母觉得我好；
有一种苦，叫父母觉得我苦

　　亲子关系是世间最难修的一门课。孩子从小到大，让父母操心的事情数不胜数。太多的父母苦于不知道如何教育孩子，如何建立健康顺畅的亲子关系。在一次工作坊上，有位学员问了关于亲子关系的问题，王老师做了相应回答。他的回答很深刻，不仅仅分享了教育孩子的基本原则和具体办法，也分享了亲子关系中最深的内涵，希望对你有所启发。

　　学员：我现在是一个家庭主妇，主要的工作就是在家里带孩子。现在孩子已经 7 周岁了。有时候面对小家伙的问题时，觉得自己有些做法是不对的，但是又不知道怎么去用一个正确的方式对待。经常觉得力不从心，不知道该怎么办。

　　王老师：我们在想怎么办的时候，经常是在两极做选择——要不然就是制止他："不可以！再这样子要打要骂了啊！"；要不然就是随便他："去去去，随便你！"这样两极的解决办法过度简化了，会让我们一直处于两难，觉得怎么做都不行。

　　你的孩子已经 7 周岁，可以和他比较顺畅地沟通了。当孩子越小的时候，有些事情是可以用规定的。但是孩子越大，他的自我就越来越明显,这时候就越要告诉他们为什么要这样做,为什么不可以那样做。当然这个大,没有说几岁才叫大,几岁以下叫小,看每个孩子的不同情况。打骂是最后一步,这个做法我是不太赞成的。

简单说一些亲子教育的原则。通常,你不要期望你讲的话他都会照做。特别是以前没讲过的,你第一次讲了之后他一般不会照做,他需要几次来明白你讲的是认真的。比如小孩在一边玩,不肯回家。如果之前没有讲好,然后父母要走的时候直接说:"好,我们要走了",小孩一般是不肯的。他们会撒娇,会提要求:"我还要再玩一下!"父母就生气了:"再玩一下?!都给你玩多久了,你还再玩一下,赶紧回家!"孩子继续:"我还要再玩!"然后就开始拉扯,父母开始大骂。或者,父母跟孩子说:"要回家了!"孩子拒绝:"不要,再玩一下。"父母妥协了:"好好好,再玩一下。"这样,孩子不知道父母是认真还是不认真的。下一次还是会不听父母的话。

另外,孩子在玩的时候,父母要把他从玩的状态中拉出来,要让他有心理准备。出门的时候就跟他商量好。例如:"我们今天五点半要回家,假如你要去玩,你答应妈妈,妈妈才带你出去。"孩子肯定会答应父母,因为他想要出去玩。然后,他穿鞋或者刚出发在路上的时候就再讲一次:"今天我们讲好了,五点半时间到了我们就要回家了。"到目的地以后再讲一次:"五点半的时候我们要回家了哦。"这样,孩子会知道父母是认真的。等到时间到五点了,再跟他说:"现在是五点,离五点半还有半个小时。""还有 15 分钟"……要不断提醒他。这样几次后,小孩子就会自己明白,还会自己跑过来问还有几分钟。这样的方法适用于孩子教育的很多地方。所以说,不是放任他或者制止他,而是要尊重孩子,和他商量。

作为父母,我们长到这个年纪,慢慢地,很多事情学会了妥协,学会了压抑自己的感觉,学会了忽略自己的需要。但是面对孩子,父母的很多东西会被勾起来。父母要是希望自己在某方面有成就,对自己的现状不太满意,通常遇到孩子上课不认真、回来不做作业的情况就会特别焦虑:担心孩子跟自己一样,该努力的时候不努力,结果变成自己现在这个样子。当然我们的焦虑不只是这个,所有对自己的恐惧都会投射在孩子身上。

这里面也还有一个部分:父母会认为我是爱孩子,才会这样要求孩子。在某个程度上来说确实如此。父母爱孩子,希望给孩子最好的,希望孩子不要受苦。"我希望你现在努力,将来不要受苦,可以过更好的生活。"这是父母最经常和孩子说的。那么,什么叫苦?什么叫好?孩子长大了觉得自己学音乐才是好,学打棒球才是好,而不一定读书好才是好。

父母和孩子对"好"和"苦"的界定往往不同。那为什么会出现这样的差异呢?通常,父母会认为:自己想要但是没有得到的就是最好的。如果父母当年念书很辛苦,要去打工赚钱才可以,父母就会认为"念书多好啊,我们当年得多么辛苦才能念书!现在让你好好去念,你还不要念!"或者,父母当年是被瞧不起的,然后希望孩子成为那个能被瞧得起的人,希望孩子变成自己渴望的那个样子。孩子变成那个样子,父母就觉得是最好的。

反过来,父母也希望孩子不要受苦。那什么叫做苦呢?是没有钱苦,还是身体不好苦,还是被别人瞧不起苦?在父母眼里:自己受过的苦是最苦的。"当年我被人家瞧不起,我觉得那样很苦,我就很希望孩子以后千万不要被别人瞧不起。"举个我自己的例子。我从小就是好孩子,但是我知道其实好孩子心里一点都不快乐。并不是说功课好学习好就很快乐,其实我们内心是很压抑的,因为竞争很激烈。我中学的时候念的是台湾最好的高中,别人很羡慕,我弟他们还很崇拜我,就只有我自己知道那是什么样的生活。日子是黑白的,学校每个同学都很优秀,每天都在读书。我们那时候礼拜六还要上课,礼拜六下午放学后很多同学还留在学校念书。甚至礼拜天还有人穿着制服背着书包到学校去念书,我们看着觉得好惭愧。

我记得我有时候礼拜六下午去看电影,然后回来就开始写日记忏悔:"看看! 看看! 你去看电影坐车一小时,电影两小时,再回来又一个小时,四小时! 四小时就被你浪费了! 现在写日记又花了一小时! 就这样,为了看场电影五个小时就被你浪费了!"当时的日子就是这么过的。所以我对我孩子的要求就是开心就好了。童年、青少年,只要孩子们过得开心就好了,因为我不希望他们受我受过的苦。

而我弟弟呢,刚好相反——他小时候特别爱玩。每到学期末,学校就来勒令转学。他念了五个高中,我每次暑假的时候都会陪他在院子里等邮差寄学校的退学通知来,收到以后就"怎么办? 怎么办? 怎么办?"最后也被发现了,被我爸骂一顿,再帮他找个学校。他因为这样子在外面抬不起头,所以他觉得这是最苦的。所以他现在和我相反,他就逼他的孩子念书,孩子一看电视就骂说"再给我看电视! 赶快去念书!"我对他说"对孩子干吗这样,就让他健康成长就好了啊!"我讲得很容易,因为我没有经历过他的痛苦。他也知道不能逼,但是为什么就是控制不了自己？因为他的内心很害怕孩子继续他以前受的苦。

所以当我们内在有一些恐惧，或者我们有一些需要没有被满足的时候，头脑虽然都知道该怎么做，但行动上就是做不到。因为孩子的一些行为已经不是当下的行为，它勾到我们内心的痛苦恐惧，所以我们解决的时候就没办法理性。特别是父母看到孩子不照规定来，讲了又不听的时候，就开始冒火了，学到的全忘光了。但打完骂完之后又后悔了："哦，想起来了，这个问题上课的时候有教。"

只有当父母自己可以平静地面对孩子的各种状况，学过的很多亲子教育方法才容易记得，才容易用出来。而要父母可以平静，疗愈自己就是一个很好的途径。

最后，送给大家一句话：父母的疗愈是给孩子最好的礼物。

（整理人：刘芳芳，2014）

我之所以过这样的人生，
真的都是父母害的吗？

学员：开始学心理学，开始接触自我疗愈，好像都会触及我们的原生家庭。发现现在的很多模式都是小时候留下的，于是开始怪父母："都是你们害的！"但心里也隐隐觉得不安，真的是这样子的吗？到底父母对我们的影响有多少？

王老师：认为"我之所以变成这样，都是父母害的"，这个在传统心理治疗领域是很普遍的。"我之所以会受这些创伤，就是因为你们当初那样对我！"这是我们在接触心理学了以后经常有的声音。

在早期疗愈的过程中，我自己也走过这样的路，非常痛苦。我跟我妈的关系势如水火，想到她我就恨，我认为当初要不是她那样压抑我，我今天就不会这么不开心，不会如此不敢提要求、不敢去争取自己，我今天这样都是她害我的！

也有很多理论会告诉我们，童年的创伤会影响我们一辈子。确实我们也看到了很多证据，太多的个案，被卡住的地方都是童年时候的一些事情。也有人说六岁定终生，最早的时候还说三岁定终生。这是什么意思呢？如果六岁定终生，我们这辈子就完了！因为我们再也回不到六岁以前了，我们的这辈子就这么定了！

当时我听到这个非常沮丧。更惨的是自己回头一看，我的孩子已经超过六岁了，他也完了！谁害的？我害的。哎，我这辈子完了，然后我也害了我孩子，那种内疚真让人痛苦。那我为什么会那么对待我孩子呢？因为我父母这么对我，所以我这么对我的孩子。我把责任都推到我父母身上，那时候想到他们，我的绝望和怨恨就如滔滔江水。

如果真的是这样，那我们来上课干嘛呢？我们这辈子都已经定了，那大家聚在这里，充其量就是一起来抱怨自己的父母而已。所以，认为"我们变成什么样，都是父母害的"的讲法可能有道理，但是太绝对了，也过度简化了。通常，孩子长大以后，父母也老了。父母在变老的过程中，自己会改变，对待孩子的方式也会和孩子小的时候不一样。尽管如此，为什么很多孩子还是一直跟以前一样呢？而且，如果父母对待孩子的模式是一样的，那么被那样对待的孩子可能会有某一种倾向，但并不是所有被那样对待的都会变成一个样。那么差别在于什么呢？

其实，这里面的差别是每个孩子在小时候自己做的决定。这个决定，叫"早期决定"。这个早期决定是不容易看到的，因为孩子当初在做决定时，通常不是很有意识地说："哦，我要做一个什么样的人"。他做决定时是暗中进行的，更多的是潜意识在主导。

在认真观察以后，我发现早期决定对一个人的影响确实是很大的。

我接触过一些个案，他们因为家庭条件不好，小时候就被送到爷爷奶奶家去。一堆孩子在一起，就有可能被欺负。被欺负后每个人的反应都不一样。有的孩子决定随它去，欺负

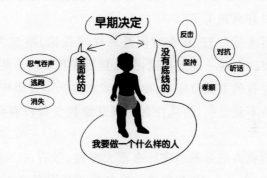

就欺负吧,忍气吞声;有的孩子决定逃跑,只要一有可能被欺负就立马逃避消失;有的人决定反击。

　　为什么不一样,其实都是他们自己做的决定不一样,也许是被迫,也许是无奈,但是那个最早的决定就决定了他后来走的路。其中有一个女孩,她小时候都是被表哥表姐欺负。后来有一天,她决定不要再受气了,然后他表哥欺负她,她就一拳打了上去。她表哥比她大,一下子被吓到了,后来也没再欺负她。

　　从那以后,她就决定以后再也不让人欺负她了,谁要是敢动她一根寒毛,她绝对要反击。当然,反过来她就变得攻击性比较强,只要一感觉到威胁,就想要对抗和反击,这变成她的一个主要模式了。

　　我也是一样的情况。小时候我妈也会要求我这个该怎么样那个该怎么样,我虽然很想反抗但也都被我压抑下去了,这些我都记得。可是她也常跟我说,我很小的时候,每次出去,我要是看中一个玩具,她又不买给我,我就会赖在那边不走。她很气,恐吓我说她要走了,然后她就真走了。那时候坐的是三轮车,她坐着三轮车走再回头看我,我就站在那里不动,没办法她只好再回来了。

我后来就在想:我小时候是那样的没错,我是多么的坚持!我要的东西一定要得到,怎么到后来我变成不敢要了呢?我妈对待我的方式没变啊,她小时候就这么逼我恐吓我啊,但是我坚持不就范啊,是从什么时候开始我变得没有我自己的意见呢?

然后我再想是不是有什么重大事件,没有诶。直到后来我想起来:有一次,外公带着一盒巧克力来分给小孩子,在平均分配后,剩下最后剩下一块。我们每个孩子都说"我要!我要!"大家僵持不下,我突然灵机一动,说:"这块爷爷吃!"这事一时之间传为美谈。

我听到大人们在旁边夸奖我,有的说这孩子就是孝顺,有的说是聪明,有的说是懂事。当时我就想:"那我来做个懂事的孩子吧!"懂事就是听话,贴心等等。做了这个决定以后,抱着试试看的心态做下去,发现听话还不错啊,大人都是一番赞美,接着继续听话,没想到就这样做了一辈子。

说到早期决定,在我继续观察以后,我发现这个决定有以下几个特质。

第一,它是全面性的。当我说我要做一个听话的孩子时,我不会说我要去听谁的话,类似爸爸的话听,妈妈的话不听,爷爷奶奶的话可以考虑,叔叔阿姨老师的话放一边,我不会这样。孩子做的决定是全面性的。我要做个顺从的孩子,就是谁说的话我都会听。同样的道理,当我说我要做一个优秀的孩子,我不会说我国文很优秀,数学差一点没关系,不会!我就是一定全都要优秀,去参加考试我就要考100分,去比赛我就要得第一名,那才叫优秀。不管大小比赛,不管什么考试,反正就是要第一名!

第二,它是没有底限的。什么叫优秀?我们刚刚讲的,国文英文 100 分,优不优秀?优秀。数学考 95 分,不优秀。好,那我国文英文数学什么考试都 100 分,优不优秀,够不够优秀?不够,你演讲比赛没有拿第一名,你画画比赛没有拿第一名,你还不够优秀。它是没有底限的。当我们决定要成为什么样的人的时候,也就注定了我们永远达不到那个标准。当我决定做个孝顺的孩子时,我就永远觉得自己不够孝顺。不管别人怎么跟我说我已经做得非常好了,别人都比不上我了,我还是觉得不够。这个早期决定就是影响我们最大的决定。

所以,父母对待孩子的态度对孩子后来的人生肯定有影响,但是影响更大的部分是孩子自己的决定。如果没有看到这一点,我们的人生就走入死胡同了。我们也把我们的权力都交给父母了,因为"父母不改变,我们也改不了"。

那么,为什么我们做了这个决定后会忘记呢?我们会一直认为是父母害我们变成这样的。奇迹课程就有讲到:小我最厉害的地方就是他做了一个决定然后忘记了。

为什么要忘记呢?因为:如果说是我决定的,而我的生活、事业等呈现的结果不是我想要的,那我要怪谁?怪我自己啊。但是我们生来都是想当受害者的,所以为了怪到其他人身上,为了证明是别人害得我变成这样,我们就忘记了是自己做的决定。每个人都一样,不是对与错的问题,这样的方式是每个人与生俱来的。

早期决定一般是暗暗下的,所以我们真的不容易一下子看到。在学习和疗愈的过程中,也不要一下子就用这个理论套自己，明明很怨恨父母，但一想到这个理论，就跟自己说：这都是你自己的决定，还去怪别人！只能怪你自己！这样就陷入了更加压抑和攻击自己的痛苦之中。

那怎么样去改变和处理它呢？就从当下开始，从当下的感觉开始，一步一步疗愈。我就是怨我的父母，我就是气他们，我就是很无奈，就从这里开始。这些处理完后，下面的东西自然会浮现上来。下面的东西解决了，更下面的东西就会浮上来，就是这样，一层一层的。所以，虽然理论是这样的，但理论只是一个地图，更需要我们一步一步慢慢地走，走到尽头发现结果原来真是这样。而不能一下子直接跳到最后。

当然，如果现在已经是父母，也不能因为觉得"反正孩子的人生都是他们自己决定的"来放弃对自己的疗愈。父母对孩子的影响是肯定存在的，而且父母也会影响到孩子如何做一个早期决定。还是那句话：父母的疗愈是给孩子最好的礼物。

（整理人：刘芳芳，2014）

让不让孩子吃糖的背后，
反映出父母敢不敢充分
满足自己的需要

学员甲：我想问问关于小孩子吃零食的事情。因为有些零食是一些小孩子很爱吃的，比如糖和巧克力。但很多医学的说法是不能吃太多甜食。于是在孩子的养育上，我经常会陷入纠结。如果不让孩子吃糖，我担心他会感觉没有被满足，那按照未完成事件的影响来看，他可能会在以后不断找机会去弥补。但如果让孩子吃糖，我又担心对身体不好，特别是牙齿。

王老师：所以你在纠结：你是去压抑他的需要，让他将来变成一个很压抑，然后不断找弥补的人，还是让他牙齿坏掉？

学员甲：是啊，所以这就是一个很两难的选择。

王老师：对啊，真是没办法。在两个极端的选择肯定很难。

学员甲：那可以给他吃一点？

王老师：对嘛，你自己也有答案啊。

学员甲：那他没有被完全满足耶。

王老师：所以在你看来，完全满足是什么意思？就是牙齿会全部坏掉？那就没办法了。陷入僵局，僵局肯定会纠结。

老师停顿了一会儿，继续说道：其实这里面不只是孩子满足不满足的问题。但我想答案不见得是你喜欢听的。

这时场内的学员乙举手发言：我可以分享一下我的经验吗？

王老师：好啊。

学员乙：我孩子小的时候也面临过这样的困惑，我也是不想压抑她的需求。然后我想着放开试试吧。其实当我放开的时候，孩子的需求好像没有想象中的那么大，她对糖并没有那么多需要。我就把糖放在她拿得到的地方，对她说，你想吃糖随时都可以，但有一些规则。饭前半小时不能吃，睡前半小时不能吃。只要遵守规则，你想吃就能吃，吃多少都可以。但孩子反而不像以前那么想吃了，她真正吃的并不多。

王老师：你看起来好像是在对我讲。

大家笑了起来。（其实学员乙是想对学员甲说这些话，但是却一直看着王老师。很多时候我们在人际沟通中很难做到直接。比如，明明对方就在现场，明明想直接和对方沟通，却一直用他来称呼，并跟无关的第三者表达想对那个人说的话。）

王老师问学员甲：这道理你以前懂吧？还是你在听她讲之前是不懂的？

学员甲：以前有想过这种方式，但好像舍不得放开。

王老师：舍不得？要不要把"舍不得"这三个字换一换？换成"不敢"。

沉默了一会，王老师又问道：这个"不敢"是谁的？

其他学员回答：其实是自己的。

王老师：你可以试着感觉看看，但不一定要硬套。是不是自己也不敢放开去充分地满足自己的需要？

大家若有所思,王老师继续说道:看到没有? 我们的恐惧绝对不是偶然的,一定会投射到孩子身上。这就是所谓的"觉察的深度"。如果没有看到这一层,你就会永远都卡在那里:要不要给他吃糖? 要不要给他吃糖? 这个问题永远都是无解的。即使有人告诉你,你放开吧,让他好好去吃,他吃不了多少的。你也会犹豫:可以吗? 真的可以吗? 不行吧? 肯定不行的。

　　其实,我们不敢放开满足孩子的需要,是因为我们自己不敢充分满足自己的需要。我们害怕一放开,需要就会没完没了,就控制不了自己。所以,我们带着恐惧不断压抑自己的需要,但需要反而开始暗潮汹涌,并投射到其他人身上,孩子就是一个很好的对象。我们也担心只要一放开,孩子就会无止境地吃糖,直到牙齿全坏掉。

　　看不到自己底下的恐惧,我们就会在表面问题上继续纠结,没办法啊,解决不了啊。于是呢,就去学那些育儿理论,找各种方法解决这个问题。那些育儿理论学了以后,又觉得很难做到。一面咬牙切齿地去允许他,一面又找机会证明这些方法是错的。

　　所以啊,如果行为下面的恐惧没有被化解,你就是做不到。就算这些育儿理论都是对的,你就是做不到。

　　不过这种问题也很常见。很多家长会先去上很多教育孩子的技术课,发现怎么都做不到以后,就慢慢开始回到自己身上。于是,才发现,原来那些看似属于孩子的问题,其实都是和自己有关的问题。自己的问题不化解,学再多的道理,也是没有用的。

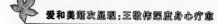

后记：王老师经常强调，我们不要在"果"上求，而要去"因"上面下功夫。如果只在结果层面着眼，就会发现经常陷入两极对立的状况，左右为难，永远都解决不了。而深入去看清，是什么让我们被卡住，我们背后的恐惧到底是什么，问题就会迎刃而解，甚至，根本就没有问题的存在了。

（整理人：刘芳芳，2017）

亲子工作坊语录：
我们已经不当孩子太久，
都忘了孩子的感受了

1.当孩子说不的时候，父母都会认为那是孩子的叛逆期，然后想办法去打压。其实那只是一个孩子自我表达的方式，他有自己的需要和想法。但是确实有很多父母受不了孩子说不，通过打压慢慢把孩子变成了一个好人。通常，把一个人变成好人，这个后遗症要到晚些时候才会呈现出来。比如读高中时，或者上大学、工作了以后，也有很多人是生完孩子以后大爆发。不管怎么样，过去压抑的部分，一定会找机会释放出来的。

2.很多人在育儿的过程中，发现自己慢慢变成了父母，孩子慢慢变成了自己小时候。而且，我们会拿当初父母对我们的最狠的那一招来对待孩子。比如小时候经常被父母独自扔下在家里，尝够了那种被遗弃的痛苦。于是，当自己成为父母时，就不断告诫自己绝对不要重蹈覆辙。但当情绪上来时，又忍不住会像以前父母对待自己一样对孩子说："我不要你了！"

过去的创伤就这样衍生出了两个截然相反的行为，但内在的动力是一样的。

3.当你决定要做一个孝顺的孩子，你会永远都觉得自己

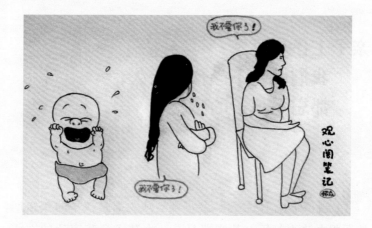

不够孝顺。

当你决定要做一个优秀的人,你会永远都觉得自己不够优秀。早期决定是没有底线的。

3.在育儿过程中产生强烈的情绪,其实是在提醒我们过去的伤痛被孩子的行为勾到了。在情绪比较强烈的时候,父母要做的是处理自己的情绪,这时候是没办法理性思考的。

5.家庭就是一个系统,能量是守恒的。越是守规矩的孩子,里面就越有一个逆反的能量在涌动。这个能量守恒也体现在家里的不同孩子间。如果有一个孩子特别守规则,就会有一个调皮捣蛋的孩子来平衡这个能量。

6.孩子在比较小的时候,有不舒服的情绪是说不出来的。大人想要了解他们到底怎么了,就要猜孩子的状况,然后给他几个选项。一般孩子听到正确的,是会点头的。

7.孩子会对周围的人察言观色,他们有能力知道该拿哪一招去对付哪一个大人,这是本能。

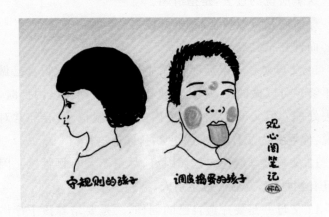

守规则的孩子　　调皮捣蛋的孩子　　观心闺笔记

8.父母总是想给孩子最好的,不希望孩子受苦。

对父母来说,父母自己没有得到过的,都是最好的。

比如,没有嫁给的那个人,没有完成的梦想,都是最好的。

对父母来说,自己受过的苦,是最苦的。

有一种说法是:自己的牙疼比隔壁家死了人还严重。

9.很多时候,育儿过程中出现的问题都是假问题:比如孩子为什么要打游戏打一整夜?

或者孩子为什么一吃糖就停不下来?那都是因为前面不让他打,不让他吃嘛!所以他开始能满足的时候,就拼命满足。所以关键不在于如何解决现在的问题,而是如何在平常就不制造问题。

10.教育孩子最重要的原则是:尊重孩子。

与其逼孩子学习好,不如和孩子一起去发现他的兴趣,探索他的人生。

现在的社会已经和过去不一样了,并不是只有读书这条路。

这里所说的过去,是指清朝。

那时候是万般皆下品,唯有读书高。

而现在早已经不是这样了。

11.父母对孩子永远都会有内疚,永远都会觉得自己做的还不够。可以做的是,尽量宽恕自己,觉察到自己内疚时,自己去处理。但父母也很擅长用内疚来控制孩子,会经常对孩子说:你看我为了你付出了多少啊,你还这样?!

12.父母要学会把自己照顾好,尽量不要有牺牲感。因为一旦有牺牲感,就会去抱怨别人,抱怨孩子。

13.父母一是要疗愈自己的创伤,二是要培养孩子疗伤的能力。

因为我们无法避免孩子不受伤。当孩子学会了给自己疗伤的能力,很多方面就会变得强大。尼采就有说过:那些杀不死我的,只会使我更强大。

14.有二胎的家庭,记得要随时关注老大。可以喊老大一起来帮忙带老二,并且对老大表达感谢:还好有你帮忙。

15.父母在育儿的过程中遭遇困难,不知道该怎么办的时候,永远都是先去处理自己的恐惧和内疚。

当自己的情绪平静的时候,再来看孩子的状况。

16.亲子关系是世界上最难的一门功课,但是很少有人因为要当父母而提前去学这门课。

不过大部分父母都这样,也永远都来得及!

孩子越小的时候,父母去补齐这个能力,效果越好。

17.我们已经不当孩子太久,都忘了孩子的感受了。

（整理人:刘芳芳,2017）

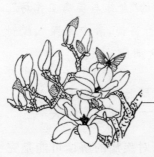

身体疾病篇

我们内心不愿意去面对的情绪或想法，就会用身体症状的方式体现出来。

来自疾病的提醒（上）：
疾病是有"好处"的

不久前，台湾资深完形治疗师王敬伟应厦门怀众教育科技有限公司邀请，来厦举办为期四天的"身体与疾病工作坊"。本期"都市心乐活"借此机会对他进行访谈，和专家深入探讨都市人们身体疾病与没解开的心结之间的关系。

心理学认为，疾病可能和一些心结有关

最厦门：王老师，从心理学角度，对疾病的解读可能是完全不一样的？

王老师：心理学认为，身体疾病其实是我们内在未完成的事件或者未解开的心结的外在反应。疾病或者说症状（以下简称为疾病）是用来提醒我们的。疾病好比向你亮红灯，但现在很多人的做法是，在"果"上想办法，直接把灯弄灭，以为这样就好了。其实问题并没有消除，它或许转个方向又发出来。

"因"才是我们需要关注的。我们寻找疾病背后的心理原因，目标是化解内心那些隐藏的东西。身体是心理问题最直接的出口，当一个人连自己抑郁、焦虑、烦躁都不允许时，对自己的情绪、感受完全屏蔽、隔绝，甚至假装很"正能量"时，越是

不允许,越是不想承认,内心隐藏的东西越是迫切地在身体上显现出来。

心理原因一旦解除,身体的变化很直接

最厦门:您能举一个简单的例子,来说明身体和内在的关联是很直接的吗?

王老师:有一个女案主,曾被很信任的一位学长骗去传销窝点,逃回家后又被妈妈痛骂一顿。之后她变得恍惚、抑郁,曾入院治疗。当她来找我们时,我们创造了一个安全的环境,让一个助教,代表骗她的学长。

慢慢地,她开始表达对学长的愤怒,最后,她开始忍不住痛骂学长。整个过程中她不断地打嗝,骂到一半的时候,她突然向大家要皮带,因为她肚子变小,裤子松了……裤子松到她不得不一边提着裤子一边痛骂那个人。现场有的人觉得怎么这么夸张,有的人觉得怎么这么神奇。其实,这太正常不过了。原来她假装事情已经过去了,强迫自己宽恕那个学长,愤怒的情绪全部憋着,当然一肚子气。现在,对那个人的气释放出来,就像皮球泄了气。从那以后她外形上就开始变瘦。

心理影响身体的例子,心理原因解除之后,身体明显变化的例子,日常生活中有很多。只不过人们平时并未留意。

疾病是"有好处的",有些人不舍得病好

最厦门:听起来,关于疾病,还有很多有意思的心理学角度值得探索。

王老师:对。比如,疾病是"有好处的"。我们常常发现,有些人潜意识里并不舍得疾病离开。这有点匪夷所思对吧?

他怎么可能一边花钱在治病，一边抓着病不放呢，疾病有什么好处？

疾病的"好处"有几种，其实都很好理解。一、想要关注。就像小时候我们病了，好处是能得到爸妈的关注，会特别为我开小灶，对不对？二、可以借以逃避某些害怕的东西。小时候病了，就可以不用去上学，现在"我病了，所以我做不了这件事了，别怪我"。三、用来自我攻击、自我惩罚。哪个部分犯了错，就哪个部分的功能出现症状，惩罚自己，减轻罪咎。四、可以用来控制别人、指控别人。"我都病了，都是你害的。""我病了，你还这样，你应该内疚。"病好了，这些好处就没有了，所以病不能好。

不要把某类疾病与某种心理原因画上等号

最厦门：对于普通人，您给出的最基本的建议是什么呢？

王老师：身体症状是我们连接内心、了解自己最直接的一个线索，不去善加利用，有点可惜。当你有一些痼疾、长期疾病时，不要光把焦点放在症状上，也去好好看看是否有什么心结或卡住的能量，尤其是试了传统的治疗方法都没有用的时候。如果一些痼疾、长期疾病，久治不愈，反复发作，说明它的根源没有化解。这个时候，可以考虑一下它的心理方面的原因。

但也要特别注意，不要把某类疾病或症状简单化地与某种心理原因画上等号。不能说，你过胖，这个症状就代表了一定是如何如何。这太贸然行事了。反过来，同样的心理原因，也可以呈现不同的症状。

王老师语录

"我们内心不愿意去面对的情绪或想法,就会用身体症状的方式体现出来。"

"身体是潜意识的诚实呈现。所以,只要潜意识发生了改变,身体就会有相应的变化。"

"什么是好好地活着? 好好活着并不是告诉自己要振作,而是好好去看到自己内在卡住的能量,内在已经死去的那个部分。"

（本文刊登于《厦门晚报》"最厦门"版块,作者:陈心华,2016）

来自疾病的提醒(中)：
很多时候，身体是"替罪羊"

案例一：皮肤过敏让我远离悲伤

（文：方方）

我在去年八月份去了一趟泰国清迈，在途中，皮肤开始长起奇怪的疹子。回国后，开始大范围爆发，全身，四肢全长满了。

我一向对皮肤的问题非常在意，内心里也很恐慌，所以开始四处求医。抽血，查过敏源，吃药，点滴，中医，西医，外敷，内服……全试遍了。衣服全换成全棉的，洗漱用品也全部换成温和无刺激性的，每天都花很多精力关注自己的皮肤状况，做了很多的努力。家人朋友都开始关心我的状况，想各种办法为我寻找有效的药物，可还是没什么太大的效果。涂过药物的皮肤变了样，说是药物含有激素，对皮肤有影响。只要材质不那么好的面料，一碰到手臂，双手就瞬间起满疹子，好久才消得下去。

医生诊断是湿疹，或者皮肤过敏，过敏源没找到，抽血一切正常。医生也强调，一般皮肤过敏是因为抵抗力下降，可能要做好心理准备，需要两三年的时间才会好。

我内心是绝望的,心想这下麻烦了,这样子反反复复得要多久啊,我还得过多久小心翼翼的生活呢?!于是开始怪自己的身体,怎么就那么不中用,去一趟泰国,还能整出这么多事情来!

　　某天开车在路上,我看着起满疹子的手臂,又开始责怪我的身体。为什么你这么麻烦!为什么这点东西都抵御不了!搞出这么多事情,让我的生活全乱啦!

　　骂着骂着,我突然停了下来。我看着自己的手臂,自己的身体,问自己:这是谁的身体呢?不是我的吗?我在骂它,其实是把它当成和我没关系的一个客体。可它不就是我吗?它出现问题了,不就代表我的里面,我这个人出现问题了吗?我竟然还能完全无视自己,还能那么义正严词地去指责它?

　　也因为自己长期在心理治疗领域,对身心整合还是有概念的,所以我决定去接受心理咨询,看看这个疹子是在告诉我什么。

　　我接受了两次心理咨询,慢慢地,真相全部浮现了。

　　在我去泰国的期间,我正经历一段亲密关系的结束。我如此投入这段关系,当因为各种各样的原因,这段关系不得不结束和分离时,其实我是非常悲伤的。在如此悲伤的状况下,身体的防御确实下降了,变得脆弱敏感,于是一不小心就过敏了。

　　回国后,因为皮肤的问题,我无暇顾及内心的悲伤,大部分的精力都花在治疗皮肤上,所以皮肤过敏其实就像一道屏障,让我可以不去碰那段离别的关系,不去碰内心的无限悲伤。在那次心理咨询中,我好好释放了自己的悲伤,以及很清晰地看清了皮肤过敏对现阶段的我来说,作用是什么。心理咨询让我不再逃避,直面最根本的问题,而不是再去制造其他的问题来转移注意力。

两次咨询后不久,皮肤问题就慢慢好了。我甚至都忘了是什么时候好的,好像咨询后就没再怎么关注过自己的皮肤状况。当我知道问题不在于它,它也就不再困扰我了。当它失去了作用,也就没有存在的必要了。

所以,现在我的身体如果出现了状况,我一般都会先慢下来看自己,并且问自己这样的问题:

这个身体状况是什么时候开始的?那个时候发生了什么事?

一般,都能慢慢找到问题的根源。直接去面对后,就发现,其实都不关身体什么事,人家无辜得很呢。

案例二:类风湿性关节炎,提醒我该停下脚步了

(文:蛮蛮)

2013 年 6 月,我被诊断得了类风湿性关节炎。2013 年 3 月初我开始膝盖酸痛,慢慢侵蚀手指小关节肿痛,到后来上下楼梯都有困难,直到 6 月底的一天忙完手头的工作,我累得全身无力瘫在床上,才去医院检查,诊断得了类风湿性关节炎。我才 35 岁,心中还有很多想要做的事,还有很多想要去的地方,所以这个问题一直很困扰我。我总是很认真地遵医嘱,吃了 3 年多的中药,也不断提醒自己要休息,要慢一点。但症状偶尔缓解,并没有什么实质性的改善。这次参加了王老师的"身体与疾病"工作坊,想好好看看这个问题到底是因为什么原因。在大团体个案中,我比较清晰、全面地看清了这个问

题。我出生在一个很普通的家庭,父母都是勤劳的农民。在当时的农村,重男轻女是一贯的风气,每个家庭都希望可以生男孩子。但在我们家,这个愿望对父母亲来说却如此难以实现。我是第五个女儿,在我上面,有四个姐姐,在我下面,还有两个妹妹。直到第八个,我父母才要到了一个男孩,这个永无止境的生育才算结束。

在很小的时候,有两次我和三姐都差点送给了别人,都因为爸爸最后舍不得才留下。因为害怕被遗弃,早期的童年就在心里决定——要做个有能力的人!我不输给男孩子,我要让父亲能挺直腰杆,为女儿感到骄傲。从小我就看着爸爸妈妈如何辛勤劳动,如何起早贪黑地赚钱养这么一大堆孩子。还有姐姐们,她们在年龄很小的时候就做力所能及的事情为家里减轻负担,或者做点小生意,或者给爸爸妈妈当下手,以及每个姐姐都会照顾底下的一两个妹妹。在当时物资贫乏的年代,所有人都低下头弯下腰卯足了劲赚钱贴补家用,大家一刻不敢停歇,为了能继续生活默默付出着。

我在父母姐姐们的照顾下长大了,也在三姐的资助下进了师范大学,毕业后为了能分配一个好学校,三姐也帮了很多忙操了很多心。我从小就一直希望自己能早日独立,跟姐姐们一样为家里贡献自己的力量。师范毕业后,我承担起了照顾弟弟妹妹的责任,他们的升学,平常的生活,我都尽心尽力。以及姐妹们孩子的学习问题,毕业后找工作的问题,我都全部尽心尽力,为大家分忧。慢慢地,加上我自己的事情,我老公孩子的事情,以及我家人的各种事情,我有点支撑不了了。好像终日忙碌奔波,始终没办法停下来休息。就算没什么事情做,我也在不断想着还可以做点什么,如何做得更好。很累的时候，我就想起父母姐姐们，他们都是我的表率，因为他们所受的苦，所承担的重负比我大多了。所以我不断给自己打气，相信自己还可以继续坚持，做得更好。于是乎，我感觉每时每刻都有一堆压力压在我的身体上，肩膀上，而我又停不下步伐，慢慢地，我身上的关节就因为承受不住出现问题了。2013年3月，我自己工作上升迁的压力，父亲车祸的担心，娘家婆家孩子升学就业等一堆的事情，让我再也难堪重负，关节问题全面爆发，于是就病倒了。当我在课程里看到自己是如何一步一步走到现在的状况，对自己的心疼全部涌了上来。

当初小小的自己，因为看到父母姐姐的努力，从而在心里下了决定："一定要努力为家庭分忧"，这个决定伴随着自己几十年。就算现在大家都很好了，我可以不用再那么努力，不用再去做那么多事情了，我还是被这个决定驱使着，无法停下。最后，身体实在受不住，只能以胃痛、腰酸背痛、关节疼痛来提醒我。可我还是没有停下，最后就以全面爆发的"类风湿性关节炎"让我不得不停下步伐。看清这个部分，我对身体充满了歉意。它如此外显地承担了我内心牢固的信念，并在日复一日的生活中不断为这个信念奔波着，真是辛苦它了。在这样的时候，我也非常感谢它的提醒，是的，我必须停下脚步，必须要先照顾自己了。

（本文刊登于《厦门晚报》"最厦门"版块，案例来自"身体与疾病工作坊"学员，整理人：刘芳芳，2016）

来自疾病的提醒(下)：
人的内心运作机制，
有时连自己都不知道

曾有一位女学员，是口才训练导师，口才非常好，故事非常多，来到王敬伟老师的工作坊里，足足讲了两小时自己的人生故事，口若悬河地令王老师都几乎插不上嘴。到了最后，有两件事引起了王老师的注意。

第一件是课程里的一个男性工作人员卖书结账少了400元，询问大家是谁拿了书没给钱，她对此事大为光火，说："你还是不是男人啊！就400元钱，自己悄悄贴了就算了，还好意思讲！"她的反应有点大，尤其强调了是男人就应该承担责任。

另一件事是她说到自己的困扰："不能抬头挺胸。因为我胸大。"为什么别人巴不得的事，她却引以为耻？

对自己是女孩的内疚，令她还很年轻就停经了。

王老师联想到她的人生故事，突然灵光一闪，想到她会不会怀抱着"重男轻女"的观念，而这观念令她排斥自己的性别角色？这在中国实在是太普遍了。他试着引导她对"妈妈"的扮演者说："对不起，我不是男孩。"刚讲到第二遍，她就狂吐起来。因为被压抑得太多、太深，连哭都来不及释放，所以，直接吐了。

她回家后足足吐了一个星期，报告中却反馈说：月经来了。这才知道，她才30多岁，在生完孩子之后，她就停经了。

原来，生在"重男轻女"家庭的她，对于自己是女孩，让妈妈很失望，从小怀抱着深深的内疚。所以，在生完孩子后，"我做女人的任务终于完成了，可以专心做男人了"，连月经也可以不用来了。在内疚感得以释放之后，她接受了自己的女性身份，那个月她大概瘦了8～10斤，不光月经恢复了正常，之前讲话、举止、装扮都像男生的她开始化妆、打扮，告别了永远的肥大运动装。

在之后的案例中，"重男轻女"观念的影响和停经之间的微妙关联，一再被验证。"重男轻女观念的影响，在国内还挺普遍。"王老师说："这样的女生会想：'既然我不能生而为男人，那么，我就尽量像男人吧'。有时，人的内心运作机制真的连自己都不知道，但身体的反应是最真实的。"

"天生胃不好"，是老好人爱得的病

在多年带领心理工作坊的经历中，王老师积累了大量的案例。他发现，在这些案例中，有些相同的症状常常会指向同一个心理原因。而当心理原因解除了，症状短则一礼拜，长则一个月至半年就会发生变化。王老师说，它们或许可以提供一个方向，提供一些线索，供现代人观察自己的疾病，与身体对话时借鉴。

比如，胃痛、胃病是很常见的疾病，很多人解释为"天生胃不好"，又不是什么大不了的病，吃点止痛片，忍忍也就过去了。其实，透过心理学的角度观察，胃痛大多是"压下去的愤怒"，是老好人爱得的病。

王老师说，他治疗过的个案中，有严重的胃病的，都是"忍功"

出了名的大好人。一个学员曾回忆他因胃癌去世的父亲,感叹地说:"只有我爸,才能受得了我妈几十年那样的唠叨。"忍是忍得过,但身体付出了代价。他们满腹的委屈、愤怒,又不敢表达、反抗,只好往肚子里吞。我们常说,"满腹委屈"、"一肚子苦水"、"满腹辛酸",所以,一个很委屈的人有胃病很正常。反过来,在工作坊里也观察到,当一个有20多年的老胃病的人,情绪得以彻底释放后,跟了他半辈子的胃痛消失了。

隐藏多年的自我攻击,让痼疾暗生

不可向外人道的自我攻击,常让痼疾暗生。有位女士,想解决怕黑的问题,她晚上睡觉从来不敢关灯。她说,怕黑暗中有鬼。随着线索的展开,她说:"那个鬼像我同事。"而那个非常要好的女同事,十多年前因为骑自行车遭遇车祸去世了。

回忆这些时,她没有悲伤,也哭不出来,有的是内疚。原来,她的闺蜜出事时骑的自行车是向她借的。十多年来,在内心深处,一方面她为自己辩解:"我是好意,才把新买的自行车借给她。她出车祸,不能怪我。"另一方面她无法说服自己:"如果我没把车子借她,她就不会死。她会不会怪我,变鬼来找我……"

人就是这样,内疚并不会因为旁人道理上的劝说而消失。相似的案例还有,姐姐暗自嫉恨最得宠的那个妹妹,有一天晚上,妹妹酒后回家,一夜没出房门,第二天发现妹妹已经猝死。姐姐的内疚便开始暗自滋生:难道是我咒死了她?

唯一的方法,是让那个隐藏的深深的内疚曝光,曝光之后的影响就会大为减小。第一个案例中的那位女士,在释放了她的内疚之后,不久发来报告说,长在背后一个将近20年的白癜风消失了。白癜风出现的时候,就是闺蜜之死的同时期。惊人的"巧合"是,第二个案例中的姐姐,也长有白癜风。相似的案例,似乎提示着相似的线索。

王老师说,身体的一些异样,比如体重、体型,多年的头痛,耳朵失聪,肿瘤、癌症的发生,出疹子,痛经,不孕,都有很多案例,在心理上都有迹可循。心理对身体的影响,就是这么的直接。这些案例的分享,并非是为了满足人们的猎奇心理,而是提供一些线索,希望人们更了解自己的身心,与身体对话时,更有觉察力。

来自心理工作坊的花絮:感觉到爱了,哮喘自然也就不犯了

学员:我的老公已经过敏性哮喘 11 年了,把 106 种过敏源都查过了,都没有找到原因,一直都在吃药。可今年他的哮喘不犯了,我问他怎么就好了,他开玩笑说:你好我就好。确实,我开始学习心理学以后,慢慢疗愈自己,变好了很多。为什么我清理我自己,他也会有改变啊?

王老师:这是个很好的例子啊,说明你才是他的过敏源。你这个过敏源解决了自己的问题,他的哮喘也就好了。

哮喘是因为什么呢?简单来说,就是他没办法平静下来,因为他得不到。他用力吸,可是怎么吸也吸不到。只有当他觉得自己得到了以后,才会慢慢平静下来。你的转变影响了你们的关系,也许你真正看到他了,他感觉到爱了,哮喘自然也就不犯了。

(本文刊登于《厦门晚报》"最厦门"版块,作者:陈心华,2016)

我女儿很胖该怎么办？

学员：女儿有一次问我："妈妈，你为什么这么胖？"我说："妈妈在生了你以后，为了让你有充分的奶水，所以每天喝很多汤，慢慢地就胖了。"她听完好像很内疚的样子，有时候会很烦地说："不是这样的！不是这样的！"现在她吃得不多，却也很胖。我很困扰，她慢慢长大了，我不希望她那么胖。应该怎么办呢？

王老师：这是一个很好的例子。里面包含着太多的心理动力了。

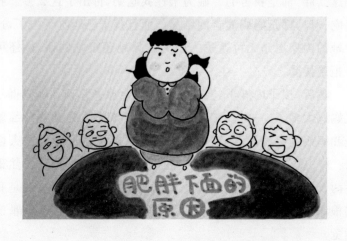

首先你不去看肥胖下面的原因，再怎么减肥都是没用的。

　　其次，有时候父母说一些话，是想表达对孩子的爱，但是会造成孩子的内疚。为什么呢？父母爱孩子，孩子应该会很高兴啊，可为什么孩子会内疚呢？

　　那是因为孩子认为父母为了我受了某种伤害或者痛苦。父母经常说："我为了你，和你爸多么辛苦也不能离婚。""我为了你，不去工作，放弃我的需要，真的都是为了你。"其实父母只是想要表达对孩子的爱，但孩子听了会觉得："啊！你为了我受了这么多苦，都是我的错。"

　　我们总是用自己的牺牲来表达对孩子的爱。为了证明我做出了很大的牺牲，我们就要表现得自己很痛苦。所以我在强调我有多么苦的时候，其实我在隐晦地告诉孩子我为你做了多大的牺牲，其实最终是在隐晦地告诉孩子我有多爱你。我们绕了一大圈，我们不直接告诉孩子我有多爱你，但却一直在表现我们受了多大的苦。而孩子接受的就是："啊！妈妈变得这么胖，都是我害的。她为了让我吃奶，付出了这么多。我每吃一口，都是妈妈痛苦的结晶。"而且孩子已经吃下去了，这样她的内疚更是无可遁逃。因为如果她还没吃的话，她还可以拒绝接受。

　　然后，孩子内疚了，会怎么办？就会想去弥补。她觉得亏欠妈妈太多了，一定要想办法弥补。应该怎么弥补呢？那就是和妈妈受一样的苦，以为这样才有可能抵消。就像杀人偿命一样；就像砍了别人一只手，也要被砍一只手一样。虽然最终两个人都不好了，但这样让我们有赎罪的感觉。这就是我们根深蒂固的观念，一定要付出同等的痛苦，才有赎罪的感觉。

最后,那要怎么解决呢？简单说来,你想要孩子瘦一点,你就要先让自己瘦一点。而更彻底的,奇迹课程的辅读材料《性金钱暴食症》有说到,是你真的不认为你的胖是可耻的,是不好的。当你能这样想的时候,最终证明你并没有受苦,这整件事情的根源就没了。"妈妈没有为我受苦,所以我没有罪,我自然也不用赎罪。"而如果你认为胖不好,当然你确实觉得胖不好,看到女儿胖就会打压批判,这样会更让孩子确定你真的在受苦。

最终的解决就是你真的认为胖瘦对你的价值毫无影响。而要做到这一点,你就要去化解自己对胖的批判,以及发现和化解自己对自己很多其他部分的批判,胖只是更加凸显而已。

这条路上,任何一件事都可以成为我们宽恕自己,疗愈自己的机会。

其他学员:对对,我就是这样子。我发现以前我妈经常跟我说:"为了你,我必须要努力工作。"于是,我现在每天都在努力工作,怎么都停不下来。

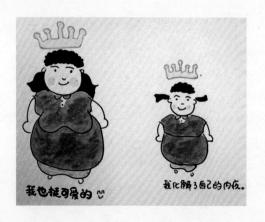

王老师：ok，是这样的。作为子女来讲，你就要看到自己的内疚。妈妈怎么样，我没有办法；而我之所以这样，是因为我底下有一个内疚。所谓的治疗并不是让你不要这样或者那样，而是去看到你为什么这样，然后去化解底下的动力。你就去好好去看自己的内疚，好好去经历这个内疚。

（整理人：刘芳芳，2014）

案例：肥胖，
是为了让我更强大

厌恶那一身肥肉

在最近的十年，我的身材一直是困扰我的一个大问题。肥胖，怎么都减不下来的肥胖，超出正常体重两倍多。过去的衣服再也不能穿，那些旗袍、那些曼妙的裙子……对我来说已然是一个遥远的梦。曾经年轻时我也穿过呀，我也如此展现过我的女性特质，可是，到底是发生了什么，自己就变成现在这样了呢？

因为肥胖，有很长一段时间我是厌恶自己的。看着自己身上多余的脂肪，看着自己臃肿的样子，我仿佛看到一坨放纵、毫无自律的瘫软的肉团。我曾经如此厌恶这样的人，为何我就成了这样的人？

我到底吃了多少东西

这些年来，我在饮食上是控制不住的。我会去超市扫荡一大堆的零食，然后坐在沙发上和家人慢慢吃，有时候一个下午就会把这些零食全吃光了。还有冰淇淋，我如此爱它，一天我可以吃十支！我觉得体内似乎有熊熊烈火，唯有冰淇淋浇得灭。不管夏天还是冬天,冰淇淋一直是我的必备零食。

如今回观自己,在我过去的这四十多年,到底有多少食物装进了我的身体,最后化成了布满全身的脂肪?

脾气暴躁也变成了一种常态

除了食物的难以自制,我发现自己的脾气也越来越不好。每天看不顺眼的事情很多,每天必须坚持要做的事情很多。比如家人的衣服,我一定要当天洗完才可以入睡。如果我觉得疲惫,我会要求老公去洗,只有都洗完了我才会放行所有人。如果地板上有头发,那更是不行了,我会要求保姆做到一尘不染。所有人都被我折磨得气喘吁吁,包括我自己。

如今再回观自己,我在内心对自己该有多少的厌恶和不满!我不知道如何去面对这份自我嫌恶,于是转而对环境、对他人吹毛求疵,锱铢必较。

我对别人有多么严苛,我对自己就有多么不满。

这样的日子过了快 20 年。时间并没有治愈什么,阅历也没有。在无意识的生活中,我并没有自我改善的能力,相反,很多方面都越演越烈。我并不爱自己,不爱生活,不爱身边的人。我发现自己每天都处在极度挣扎的自我批判中,内耗到让自己无比辛苦。

到底是怎么了呢? 会不会,答案在我自己身上呢?

我试着走进了心理学课堂。近三年的向内探索,不断进入疗愈工作坊,不断做咨询,就像是抽丝剥茧一般,我慢慢看清楚了我的人生轨迹。

我恨自己不是男生

我是家里的老二,上面还有一个姐姐。在中国这片土地上,重男轻女是刻入骨髓的烙印。妈妈告诉我,怀上我的时候,大家是非常欣喜的,特别期待我是一个男孩。而怀我的过程特别艰辛,保胎了四次,牵动了无数人的心。大家都说,这个孩子要的这么不容易,肯定是男的。

期待越高,失望也就越大。因为爸爸是独子,所以当我生下来还是个女孩时,大家都特别沮丧。这下子家族没有办法延续下去了!大家纷纷责怪妈妈没用,生不出一个男的。奶奶尤其生气,言谈举止中非常看不起妈妈。

我在这样的环境中长大,看到妈妈所受的委屈,看到爷爷奶奶对我们的不公平待遇,也责怪自己怎么就不是个男生。如果我是个男生,不是什么事情都解决了吗?

我对不起妈妈,我恨奶奶,我怪自己。

我做了一个决定

为了缓解内心这些无时无刻不在的情绪,我在很小的时候做了一个决定,决定要像一个男生一样!不,不仅如此,我还要超过男生,比男生还强!我要向家人证明:"我一点也不比男生差!我的出生不是多余和错误的!"于是,我在学习上一直努力向上,工作上也积极进取,生了孩子以后也全神贯注培养。"我所有的生活、工作、家庭、关系都应该是最好的,是让别人羡慕的!"我不断在心里这样要求自己。

只是,早年做下的决定就像是一个无底洞,没有底限。我怎么做都觉得还不够好:还不够优秀,还不够有钱,还不够成为标杆！我强迫自己、强迫老公、强迫孩子，亲密关系和亲子关系一度亮起红灯，陷入瓶颈，让我更加焦头烂额。

慢慢地，除了生活、工作和关系的焦灼，我的内在也开始在身体上外显。我吃得越来越多，越来越频繁。一方面，在吃的过程中我可以缓解无时不在的焦虑；另一方面，我好像也在不断地往里填充自己。我需要力量！我需要给养！我需要支援！

我变得越来越虎背熊腰，越来越庞大，在我看来，这却是一种强大的体现。我用我的身体，肉眼可见的这个实体，告诉大家我是存在的！不仅我是存在的，我的存在还是不容小觑的。我不仅有令人称羡的一切，生活、工作、家庭、孩子，我还有这具庞大的身体。也许外在的一切都可以被夺走，但我的身体是实实在在属于我的，这份强大是谁都夺不走的。

就这样，我朝着当初小小的自己所做的决定——"一定要超过男生"的这个方向一路狂奔，无法停下来。如今，我如愿以偿，拥有了我渴望拥有的一切。只是，虽然一方面我觉得这就是我想要的，我为自己骄傲；但另一方面，我却还在不断督促自己：千万不能停下来！我还可以更好！更强！更优秀！

一发不可收拾

累吗？累。苦吗？苦。要继续吗？只要能喘息，我无法控制自己不继续。

到后来，我根本忘记了自己为什么要这样生活。爷爷奶奶早已经去世，爸爸妈妈也老了，我和姐姐把他们都照顾得很好。我自己的生活无虞，孩子也开始工作赚钱，老公对我还是一如既往地包容呵护。可是，我到底是哪里来的动力，还要继续让自己优秀，强大，不停下呢？

故事说到这，故事背后的原因

当我开始看自己，找到了最初的心理根源，我不禁为自己这么多年的辛苦嚎啕大哭。原来，那么小的自己，在那么无助的环境下做的一个决定，竟然可以如此影响我的一生！

我在嚎啕大哭中，释放了自己的愧疚，身为一个女孩的愧疚；释放了自己的恐惧，担心被抛弃的恐惧；表达了对妈妈的歉意，因为我她备受鄙视；也表达了对奶奶的愤怒，为何如此重男轻女？

当这些情绪终于被释放，我的身体仿佛被掏空，瘫软在地上久久无法恢复。老师让我好好休息，我需要一个很长的时间慢慢消退。我躺在地上，脑海里像放电影一般，过往的人生画面，一幅一幅地飘过。我止不住地落泪，为我的焦虑挣扎，为我的难以自控，为我的不知所以，为我无意识活着的将近五十年！

宣泄了积累已久的愤怒，委屈，悲伤，愧疚，我对自己的心疼涌了上来。心疼。心疼自己的一切，一切，一言难尽的一切。

心疼着自己，我也开始心疼奶奶，她也是无能为力，在这样的陈旧文化下，她只能形成那样的认定；我也心疼妈妈，自己的价值完全被生男生女而决定，从来没有被看见。我也看清楚了自己，我其实内化了奶奶妈妈以及整个社会"重男轻女"的文化，我选择接受了它。虽然我是以反抗的形式，但本质上是因为我的认同，所以受控。

我看着自己的身体，真的很对不起。它帮助我承载了那么多,我不仅没有理由嫌弃它,我还应该感谢它。在这些年,肥胖对我而言,意义重大。它就是我自己要来的,不多也不少。

对,这是我要来一切,不多也不少。

原来,一切操之在我。

(整理人:刘芳芳,2016)

案例：身上的每一块肉，
都记录着我的生命故事

我们继续肥胖的话题，是关于另一个伙伴的。采用对话的方式，是因为我发现她在这些年疗愈的过程中，逐渐看清楚自己的模式，对自己以及肥胖有很清晰的认识。我原封呈现她的话语。

（为了隐私，直接用"她"代表这位伙伴。谢谢她同意分享。）

我：我看到你把双手放在自己隆起的肚子上，那么轻柔，那么爱护，好像在保护什么，又好像里面怀着一个宝宝。所以，我有一种感觉，你很爱你肚子上的那些肉。是这样吗？

她：你点明的这个部分，我感受了一下，确实是这样的。我有一个部分，很爱我身上的这些肉。如果有一天我上称，发现体重变轻了，我虽然蛮开心，但第二天却会不由自主地多吃，好像要把失去的肉都吃回来。

我想过这里面的原因，第一个是我怕丧失。我觉得在我的生命中，我丧失的东西太多了。属于我的东西，属于我的机会，属于我的一切，好像都可以随意被拿走。我曾经那么喜欢读书，可我后来就没有拿到大学的文凭。从小在家里，基本上，没有什么东西是属于我的，什么都可以被强行拿走。我连生活用品之类的都特别匮乏。

另外，这些年发生了几件事情，这些事情发生后我都会长胖十斤左右。一次是装修房子的时候，几乎都是我一个人操办的，特别孤立无援，好像一个人在拼死奋战。一次是去年我住院的时候，也非常艰难。更早的是我刚生完孩子的时候，婆婆给我准备了很多吃的喝的，那时候长了几十斤。刚生完孩子，我的亲妈几乎没有过问我，又和婆婆住在一起，所以在心理上我有一种不受关注又寄人篱下的感觉，是一段比较难熬的过程。

这几件事发生的阶段，我每天吃饭的时候，心里想的都是："我什么都没有，我只能靠自己，我一定要多吃一点，要多储备一点！"这几次长肉的过程，心里都充满了伤痛、无助、沉重、觉得被抛弃，以及，对家人的怨恨。所以这些肉不能走，因为这些肉是一种记录，记录那时候的自己是多么的难过。这些肉在告诉我，不能忘记过去那些事情，那些伤痛。如果忘记了，就背叛了过去那么辛苦的自己。

这么说来，在我的内心很困难的时候，这些肉肉其实是在陪伴我，就像我的伙伴一样。

所以，我确实很喜欢这些肉，对这些肉肉是有感情的。

我：是啊，这样听起来，这些肉肉的存在还是很有意义的。

她：是的。每一块肉都记录着我的生命故事。

刚才说着说着，我自己也越来越清晰。我一直很无力，可能也是轻抑郁状态，在家里只能躺着，基本上也不做家务。我想起，我从少年时代开始就一直很无力。于是我底下一直有个声音在说："我要多吃，我要多吃。吃多了我才能转化成力气,才能活下去。"所以一直吃也成为了我对自己的一种说服和保证。

我:我有点不明白的地方,肥胖不是也会导致无力吗?其实你吃多了并不会有力起来。

她:嗯,是啊。其实我饿着或者吃太饱,都没办法解决这个无力的问题。反而我会因为无力的感觉,让自己再多吃点。这变成了一个恶性循环。

而我为什么会有"吃多了才有力气"这样的逻辑呢?我从小就没有早餐吃,上学的时候,一大早起床,又要早读,又要用脑,其实消耗很大。因为从来没有吃早饭,所以我是一直处于饥饿状态的。那时候每天都因为低血糖眩晕,无力。所以,从小我就有一个认定:"只有吃饭才能有力气,没饭吃就不会有力气。"这是我很深刻的一个生命体会:力气是从吃转化来的。

再加上我比较多病,我的父母没有太在乎,或者在形式上是没有太关心。现在的家庭呢,我的公公婆婆在形式也没有太多关心。我的老公太忙,而且他也不太懂人情世故。可能因为他成长得特别顺,他不太能体会有问题有麻烦的人感受是什么。所以我生病都是自己一个人扛着,一个人去医院。去年我还因为住院时差点被赶出来,在医院大吵大闹。所以我认为,既然我的生命只能靠自己,那么我就要吃多点。吃多点就能活下来,不会病死。

我:看起来你从小就建立了一个信念模式,就是只有吃才能有力气,有力气才能照顾好自己,才能抵御很多困境。

她:是的,我一直觉得吃会转化为力量。

我:嗯。我听了这么多,感觉你对自己肥胖的因果关系理得很清晰。那我想知道,当你慢慢了解这一切,你对自己的肥胖会有什么样新的看法或者新的选择吗?还是你觉得现在这样就蛮好?

她:我目前很想像我跟着学习的一个女老师那样,托着腮帮子娇羞地说:"我这样子也很美啊。"她也有点胖,但是她并不觉得胖有什么不好。或者我也要像我工作坊的一个学员那样,跟老是关注我体重的人说:"我胖不胖,关你什么事啊?"

我:嗯,我也觉得这才是接纳,是很重要的一步。

她:是的,接纳,不再自己评判自己。

我:其实接纳才是真正的改变。如果一定要纠正,一定要减肥,就又跑到另外一个极端去了。本质上和原来是一样的。

她:是的。疗愈让我重新出生,重新长大了。刚才跟你说那些内容,是我这些年做心理咨询,上心理工作坊疗愈后的梳理,已经没有什么大的仇怨。自己听自己的声音,也觉得有点经历过风暴后平静,看淡的感觉。

我:对,是一种平静,平安的感觉。过去那些确实都发生过,但你已经让它们过去了,你走过来了。

她:是的。我的回忆只是一个平静的梳理。

哦,还有一个原因刚想起来:就像穷怕了的人,喜欢存钱。我小时候的生活太没有保障,其实是有生存危机的。我妈经常让我不要吃饭滚出去,其他人也常用不许吃饭惩罚我。所以那时候过得很不平安,不知道下一分钟会发生什么。肚子上的肉就像个银行,即使被夺了饭碗,即使被赶出去,我也有肚子里的余粮,它不会让我立即饿死。天冷的时候脂肪也能当被子盖。脂肪就是一个温暖的怀抱,就是生命的保障。

我:是啊,这些脂肪是保命的东西,怎么可以随便丢弃?积累的脂肪,底下都藏着过往生命被威胁的恐惧。

她：是的，这确实是很深的恐惧。

（过了几日，她又给我发了信息）

她：刚刚又有个关于肥胖的发现。想想自己长这么大，都没有被父母带着爱意看过，好像一次都没有，感受到的全都是嫌弃。为了得到一个真正的看见，我不断让自己变大变宽。真是所有的心理需求、所有的未完成，我都让肥胖来完成。所有的问题都汇聚到身体来呈现。

所以最近上了身体工作坊，觉得是大势所趋，是最好的着力点。通过身体，来触动后面所有的问题和信念，一解百解。

后记：以上是我和她的对话，分享出来，也许可以给你一些参考。我们所呈现的，是每一个人在成长路上的某一个阶段，不是终点。只要带着觉察和愿心，一切就都还在继续。

（整理人：刘芳芳，2016）

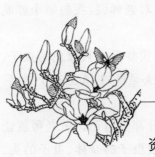

解梦篇

梦是我们了解自己的重要资源。梦是我们破解心灵奥秘的康庄大道，是迈向自我整合的方便法门。

王敬伟老师的解梦工作坊，就是梦语的翻译站。在这里，我们听懂了光怪陆离的梦境要告诉我们的信息，也真的接收到了来自潜意识深处的启发。

梦见一只绿色的虫子

　　王敬伟老师解梦工作坊快结束的最后两个小时，还有一个解梦的机会，我抱着好奇的心态，对老师说：我想解个昨晚的梦，给我五分钟，因为我的梦很简单。

　　闭上眼睛，我开始叙述我的梦：我梦见一只绿色的虫子，它在缓缓地爬动，它的身体是软的，头是硬的，头上有个壳，后来壳掉了下来。

　　完形解梦认为，梦中的每个部分都是自己。王老师就让我选择几位场上的同学，来分别代表虫子的身体、虫子的头、头上的壳。

扮演还原这只梦中的虫子

　　本来还在哈哈大笑的我，看到几个代表扮演的"趴在地上的虫子"，突然感到一阵悲伤。

　　"虫子在缓缓地爬动吗？"王老师问。

　　我已经泪水涟涟："没有，它爬不动，它很重……"

　　王老师让我自己去扮演虫子，体会虫子的感觉。我跟着自己的感觉："我是一只虫子，我有一副柔软的躯体，可是我有一个很重的头。"

老师问："所以你的头和身体是分离的吗？你的身体没有头吗？"

"是……不，柔软的身体自己有一个美好的头，可是这个美好的头很虚幻，重的那个头比较真实。我有两个头，一个美好虚幻，一个沉重真实，现在我只能感觉到那个沉重的。"

王老师又让我接着扮演虫子的身体，我一边体会着一边说出我的感受："我是虫子的身体，我很柔软，我很美，我很灵巧，我像一个精灵，我能屈能伸，我一往无前。"

继续扮演虫子的头，我一边扮演一边感受着："我是一个头，我像一个骷髅，我毫无生命力，没有人喜欢我，我四处游荡，却不知道要去哪里。"

接着扮演头上的壳："我是一个壳，我要保护这个头。"

王老师问"壳"（我）："梦里壳不是掉下来了吗？"

"壳"连忙说："不行，不行，不能掉，没有掉，一定要保护这个头，没有壳，头就不行了，它撑不下去。"

沉重的"头"是爸爸，悲伤的"壳"是我

扮演完这些角色后，王老师让我起身，重新让身体、头、壳的代表再次在地上摆出梦中的情景。

只是瞥一眼那副场景，我就感到"头"的沉重，我不忍再看，却已经泪流满面，忍不住地干呕。那一瞬间我突然明白，"头"就是我的爸爸，而"壳"就是我，我一直觉得爸爸很沉重，不快乐，觉得自己不能离开他，要去保护爸爸，拯救爸爸。

"头"并不沉重，是"壳"自寻烦恼

等我平息下来，王老师问我是否愿意再次去扮演"头"，我

有些害怕,害怕体验那份沉重,但还是点了点头。

当我再次来到"头"的位置,奇妙的事情发生了,我觉得我("头")很轻,根本不是之前所想象的重。老师问"头":"刚才身体说你很重,你一直在压它,是这样吗?"

我("头")脱口而出:"没有啊,我不重啊,我很好啊,我怎么会压它呢,我最多是摸一下它的头。"

同样地我再次扮演身体。

王老师问"身体":"刚才头说它并不重,它也没有压你。你还觉得重吗?

这时候,巨爆笑的事情发生了。

我("身体")一把抓住"头"(其实就是拉着代表"头"的同学的手),一直说:"压我吧,压我吧,不要不压我,不要离开我……"

一个简单的梦,却透彻人生重大议题的真相

夹杂着泪水和笑声,梦到这里就解完了。看了下时间,用了 40 分钟。王老师"取笑"我说:"还说给你五分钟就可以了,我从来都不相信这样的话。呵呵!"

看到真相,笑声过后,却感到一阵压力。想不到这样一个简单的梦,竟然还是重复着我人生要面对的最重大的议题——我和父亲之间的关系。从来没有这么透彻这么真实地看到,是我自己沉浸于痛苦,痛苦才比较有感觉,不断责怪别人压抑自己,原来这一切都是我自导自演的。既然是我自己选择的,我自导自演的,那就意味着我要承担责任。

过后,我问王老师:其实我好久没有去想我和父亲之间的关系了,可是周四晚上我到厦门上课,当晚就做了这个梦。

王老师说:"你没有去想你们之间的关系,并不代表你的困扰就解决了。也许是你不想去想,或是不敢想。也许你的内在有个智慧,知道你来上课,可能有机会做处理,所以它就用梦的方式来提醒你。"

是的,其实我们内在的智慧,对真相早已清楚、明了、透彻。可是我们拒绝看到真相,然后不断外求,不过是为了证明自己是对的。

潜意识在我们知道之前,总是先行其道

解梦工作坊共三天的时间。去厦门的前一天晚上,我突然想去拔牙(那个智齿之前打算拔,就是一直没有想好什么时候去),于是和医生联系好,第二天拔完牙去厦门。以前我也有过拔智齿的经历,都是一两天就痊愈,可是这次,痛了6天。工作坊期间的三天,更是牵动到右侧头痛。从工作坊回来后那两天,更是整个头痛欲裂。

那天中午,刚好在网上遇见王老师。我又在抱怨牙痛头痛的问题,一副苦命的样子。王老师只好给我开小灶:"好吧,你扮演那个牙,它想要说什么?"

"我是来添乱的,我是很重要的,要关注我!"

只是小小的扮演,真相即刻呈现了。

又是"小我"的技俩,知道到工作坊,可能会做一些处理,要面对真相,害怕以后不能再装无辜,怪罪别人,"小我"很恐惧,赶紧生出一件事情来转移注意力。我之前也一直想不明白为什么会选择去厦门的当天拔牙,自己都觉得很奇怪。"小我"真是诡计多端。

我突然想起,以前我一看到爸爸就头痛欲裂,就是现在这

种感觉。

这些天经历的所有事件渐渐联系起来,看来每件事情的发生都不是偶然,潜意识在我们知道之前,已经先行其道了。

午睡起来,牙痛头痛,已经渐渐褪去。"小我"的伎俩被看穿,它就逃之夭夭了。

(文:龚娴静,2011)

我梦见我逃婚时受伤

我曾经非常好奇,为什么我每夜都会做那么多梦,那些梦真的都有意义吗?带着这份好奇与怀疑,我参加了王敬伟老师的解梦工作坊。

三天解梦学习下来,大家都能很熟练地替自己解梦了。最后一天下午做个案时间,最初大家争先恐后的场面竟然消失,全场只有我举手想做个案。就这样,我成为工作坊最后一个个案。

我的梦,就如同家族影片里常见的戏剧性一幕:

我的家族没有男丁,祖父要我们三个孙女各自去找一个有能力的丈夫来,我不愿意受族人的摆布,就从分配丈夫的大堂上悄悄逃了出来。本想逃得远远的,再也不受人制约,可是在逃出来时却发现自己身上受了伤,很难逃远,当即决定从高处跳到低处躲藏起来,可是最后还是被父亲抓到。我在父亲面前痛痛快快地哭诉自己的委屈和对他们大人的抱怨,哭诉过后感到心情很好。

听完我的梦,王老师笑着说:"心情都很好了,为什么还要解呢?"我说:"我一直自认为无论是身体还是心理都很健康,我很想知道我为什么会梦见自己受伤。"

幼时的我和姐姐们唇枪舌箭

"那我们就来看看吧。"王老师让我闭上眼睛,重新进入自己的梦。

一进入梦中,我就感到心口那里很不舒服。王老师让我现场找个同学代表自己,把她带到梦中的位置,指出受伤的部位。我一下按在了她的心脏部位,她立刻有些吃痛地叫了出来。

王老师让我代表梦中的这个伤口,问我:"这个伤口是怎么来的?"

我感受着那个伤口,用手使劲地按着心脏的部位,很悲伤:"这个伤口很久就有了。"说完,我自己很惊讶,心想:"我怎么从来都不知道自己心口上有这么大的一个伤口呢!"悲伤的感觉越来越浓。

老师问:"多久以前,是什么人弄的?"

"很久很久,我很小很小的时候,是姐姐们……"我仿佛看到幼小时候的我,用唇枪舌箭以一抵三地与姐姐们作殊死抗争,姐姐们尖锐的话语如利箭般不停地刺向我的心,于是我痛得泪流不止。

从来没有想到幼小的我曾在与姐姐们的争吵中受伤!我很不愿意接受这一刻的感受和眼前浮现的这一幕。因为从小母亲忙于工作没有时间管我,我是三个姐姐带大的,现在内心都还有"长姐如母"的观念,三个姐姐代替母亲给予我多少关爱啊,我至爱的姐姐们怎么会伤害我呢?我真的不愿承认这个结论。

姐姐们的训斥让我很受伤

虽然万般不情愿,我还是按照王敬伟老师的指引,找了三个同学分别扮演姐姐,然后告诉她们,我小时候是如何与她们争吵的。其实争吵的内容早不记得了,都是生活中一些鸡毛蒜皮的小事吧,回想起来的是她们的那股气势,让我感觉被排斥、被孤立。

我记起,小时候我每次都是和三姐因某事争吵起来,三姐争不过我,一旁的大姐、二姐觉得我错了还不认错,便一起指责、训斥我,倔强的我呢,则绝不服输,我狡辩、抗争,她们说一句我就反驳十句。

三个"姐姐"站在我面前,开始像儿时那样地指责我,可是她们看上去太温柔了,我感觉一点不像:"我们争吵时姐姐们可没这么温柔。"场上一阵笑声,王老师也笑了:"哦?气势不够戏出不来啊?那有人自愿上来吗?在这里排成人墙吧。"

场上有人走了上来,突然一个尖锐的女声说:"你怎么对了?!说你还不听!"我的泪水一下子涌出来了,感觉回到了小时候,我正在与姐姐们争吵,我哭着反驳:"对不对要摆出道理来吧?"她用手点着我的头说:"你怎么这么犟呢?说你一句你说十句……""姐姐们"七嘴八舌的指责声淹没了我,所有委屈和那些强迫压制一下子涌入胸中,我感觉心口那里真是很痛很痛,以致不敢用力呼吸。

多年耿耿于怀的遗憾放下了

"这时候你希望有谁能帮你,谁能帮到你?"王老师的声音传来。

我说，希望父亲能帮我。于是王老师让我在场内找一位同学代表"父亲"。

对着"父亲"，我哭诉了压抑在心中三十多年的委屈和怨恨："我知道你很失望，因为我是女儿不是儿子，你从来没有抱过我，从来没有陪我玩过！为了让你能注意我、爱我，我从小就很懂事，上学后努力学习，年年拿奖状，希望你能为我骄傲，表扬我，可是你一次也没有。工作后我也很努力，虽然很累，但为了得到你一点欣慰的微笑，我也认为值得。可是，爸爸，好像不管我怎么努力你都无动于衷，你仍不满意，因为我是女孩子！爸爸，我好想得到你的关注和爱啊，我努力了这么久都无法弥补我是女孩子这个缺憾吗？我该怎么办？我感到好无力啊！"

接着，王老师问我："你想知道父亲的看法吗？"我点点头。

王老师让"父亲"的代表离开，示意我坐到"父亲"的位置上。当我坐到"父亲"的位置上，感受着"父亲"时，我感觉到父亲的心里其实是为我这个女儿骄傲着的。

老师问"父亲"（我）："她是女儿你很失望，是这样吗？"

"父亲"（我）说："嗯，是有一点失望吧。"

老师继续问"父亲"（我）："你对她不满意吗？"

"父亲"（我）说："不会啊，我很满意。你比村里的男孩子都有出息，各方面都出色，基本上没有让我操过心，我一直都很放心。"

"那你一直还对她很严厉？"

"父亲"（我）沉吟片刻，说："女孩子嘛，当然要严厉些，不然会变坏啊！做得再好也不敢表扬，怕你骄傲。"

坐在"父亲"的位置上，感受着从我口中说出的这番"父亲"的话,是那么真实。我终于明白,我这么多年耿耿于怀的那点遗憾,其实是我强加给自己的包袱,现在该放下了。

解梦之后,梦的主题变了

梦解到这里,我终于明白,为什么从小到大梦中有无数次是在不停地奔跑。曾以为小时候的一点点缺憾早已忘却、不足挂齿,随着年龄的增长,我对父亲的渴望也早已烟消云散。没想到它们都存在着,在我的潜意识里一直提醒着我,如果不去解读梦的语言,我永远不知道自己的内在智慧在提醒我关注这些看起来有点可笑,实际却可能影响我一生的小事。

解梦工作坊之后的每个夜晚,我仍会做梦,但梦的主题却变了,梦中的我再也没有逃跑或逃避什么,而是很优雅很闲适地与亲人朋友一起度过美好时光。就这样,我在梦的解读中得到疗愈。

(文:五铃之末,2011)

我梦见在地下商场里卖尸体

近几个月来，我一直不明原因地脱发，还出现了严重的斑秃。尽管四处求医，但是脱发的状况似乎都没有缓解。有个朋友说，或许是潜意识想通过脱发向你透露一些讯息，只是你还没觉察到。也许真的是有些情绪被我屏蔽了，弗洛伊德说，梦是通往潜意识的一条道路，于是，我来到王敬伟老师的"解梦工作坊"，想通过解梦听听潜意识的声音。

那些尸体让我无比恶心、恐惧

工作坊第二天，我终于得到一个个案分析的机会。怀着忐忑不安的心情，我坐到王敬伟老师的身旁。

王老师让我放松，闭上眼睛，回忆梦中的情节。我慢慢闭上眼睛，好像又来到那个似曾相识的梦境：

我和朋友鹿跑到了一个地下商场，在那个黑暗巨大的商场里，卖着水果等农贸产品。忽然一转头，我发现竟然很多人在卖尸体，尸体的头发卷卷黑黑的，遍体鳞伤，血肉模糊，身上的肋骨都暴露出来，还被砍成了许多块。屠夫坐在旁边一脸茫然，梦中的我感到无比恶心、恐惧，只想尽快逃离那个地方。

说完这个梦，我感到手心都沁出了汗，在梦中的厌恶感和恐惧丝丝渗透全身。

王老师问我："说完这些,你有什么感觉呢?"

我故作镇定,强抑心里翻腾的恶心感,说道:"有点恶心。"

"为什么说恶心的时候,脸上带着笑容?"王老师接着问。

我愣了一下,因为我完全没意识到我的脸上出现了和感觉那么不相称的表情。老师让我试着不笑地回答,这时,我才真正感到那种恶心的感受。

解梦从感受最强烈的"尸体"开始

接下来是场景布置,将梦中的情景还原。

完形解梦认为,梦中的每一个角色都是自己。王老师让我在众多的学员中选择几位分别扮演尸体、屠夫、地下商场,和商场上的那一小片蓝天。

解梦从梦中让我感受最强烈的角色开始。

王老师问:"看到这个尸体,你有什么感受吗?"

我漠视着地上的"尸体",说:"感到非常恶心,任人宰割,是一个没有任何生气的生命。"

王老师接着问我愿不愿意躺在地上扮演那具尸体,我犹豫着,最后还是决定试一试。当我坐在地上躺下身时,突然感到胃在翻腾,喉咙似乎有什么东西堵住了,我不住地恶心咳嗽。

等渐渐缓过来,我回到那具躺着的尸体的角色,闭上眼,这时候突然感到一种无力感,一种无法改变现状的无可奈何,浸润着鲜血的疼痛,莫可名状的虚弱感……王老师站在我身边,轻声问我:"为什么会变成这样呢?"

我想了想,或许是我自己把自己弄成这样吧。尸体旁边那个冷漠的屠夫难道是另一个我吗？

"尸体"是我，"屠夫"是另一个我

王老师让我从"尸体"的角色出来，仍然由同学扮演"尸体"，而我走到"屠夫"的位置，这一次扮演"屠夫"。

我看着"尸体"，没有任何表情，是一种冷冰冰的感受，内心没有怜悯，尸体只是我手中的商品，我想尽快将它脱手。

"感到那具尸体很可怜吗？"王老师问。

我冷漠地说："没感觉。"

后来，在案例评析的时候，王老师问我是不是不喜欢自己，我低下头感到刺心的难过，初中的时候我比较胖，经常被别人嘲笑，我感到非常受伤，渐渐地我也不喜欢自己、讨厌自己……

王老师告诉我："别人对自己的方式，会渐渐内化为自己对自己的方式。当别人不喜欢你，渐渐地你也不会喜欢你自己，想抛弃自己，割舍掉身体的一部分，或许这就是你不明原因地脱发的原因。"

我恍然大悟，原来我内在那股巨大的黑暗力量一直在摧残自己，致使自己脱发。身体已经在用一种很明显的方式——脱发提醒我：我有多么排斥我自己，我要学会接纳自己、爱自己。突然想到自己对待内在的那个小孩是多么苛责，从来没有一点的爱抚，突然感到那个受伤的小孩一直在哭泣。

在我内心，黑暗很真实，蓝天很虚伪

除了"尸体"和"屠夫"，梦境里还有另一对对立面，是那个巨大黑暗的地下商场和商场上的那一小片蓝天。同样，王老师也找了两位学员协助,分别扮演"地下商场"和那"一小片蓝天"。

老师让我先选择其中一个角色扮演,我欣然选择了"地下商场"。王老师指着那位扮演地下商场的同学,问:"为什么先选择它?"我说:"它真实。我感到它是有力量,神秘的,我很喜欢。"

当角色替换到那"一小片蓝天"的时候,我感到好空虚、不自在,想赶紧回到黑暗的世界。王老师说:"形容一下那片蓝天吧?"我哀伤地说:"那蓝天太小了,它根本照亮不了地下商场的黑暗。"王老师剖析说:"黑暗的地下商场是你的潜意识。"

我突然明白,那是真实的自己。"黑暗的地下商场"象征着一直被我压制下去的那部分力量,一直未去探索和面对的潜意识。"一小片蓝天"是我面对外在世界伪装出的样子,那个强颜欢笑的自己。在潜意识的世界里,涌动着黑暗的浪潮,真实然而却是我所不了解的,那一小片蓝天只是没什么力量的傀儡而已,很虚弱很不真实,更解决不了我的问题。

我感觉我离自己的内心近了

解完这个梦,我感觉我离自己的内心近了,更加认识了自己。脱发是我排斥自己的外显方式,而在不易觉察的深层内在,我是如何排斥我自己的呢。是时候正视自己,看到自己对自己的不接纳不认可,找回那个真实的自己了。

解梦推开了我觉察自己内心、探索潜意识的大门。虽然只是刚刚开始,只要不断觉察自己,体悟自己的真实感受,试着慢慢做回真实的自己,我就走在了疗愈的路上。

(文:胤宁,2011)

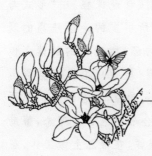

性与金钱篇

　　我们只看到外在的匮乏和所产生的各种现象，然后就在这些外在现象(金钱,性等等)的果上去求,但这些问题却好像永远也解决不了。直到我们开始向内探索,找到问题的根源,才会出现重新选择的契机。

性与金钱问答连载(一)：
金钱向左,庸俗向右

性与金钱问答连载缘起于王老师翻译的一本书《性,金钱,暴食症》。这本书是作者肯恩沿用《奇迹课程》中"形式与内涵"的层次观念,针对性、金钱等等所引发的光怪陆离的现象(形式),揭露它们背后一贯目的(内涵)所进行的解读。但由于该书对于大部分人来说艰涩难懂(抗拒),很多人觉得有道理,但不得其门而入。为了使更多人受益,也在学员们想要疗愈的愿心中,王老师以宽恕疗愈结合书中的奇迹理念,帮助来访者找到之所以形成某种模式的根源,在根源上做工作,帮助来访者化解其中的障碍。很多学员因此受益,随着疗愈的逐渐深入,大家希望老师能为我们讲解性与金钱这两个人生重要议题,于是诞生以下问答。

金钱是中性的,就像食物,就像你买的那些日用品一样,它是你生活中必需的。但我们对它赋予太多意义。

学员:老师,有一个金钱的问题一直困扰着我,对于金钱,我仿佛经常处在一种匮乏的状态下,赚钱比较辛苦,想用钱的时候还得向老公开口要,但我又对那些教人怎样赚钱这类书或课程非常反感,想请老师给一些指导。

老师:对啊,为什么你觉得没有钱,又反感那些教你赚钱的书籍呢?钱又不会得罪你。

学员:感觉那些书都很庸俗,满篇都是钱钱钱!把好好的人都教得没尊严了。同时我也讨厌自己需要用钱的时候。要是这个世界没有钱就好了。钱是否就是万恶之源?

老师:问题不在于钱是不是万恶之源,而在于你是否把它当作万恶之源。看到没有!你自己讨厌它,希望没有钱就好了。以为这样你就不用去面对你的渴望了。

学员:是啊,平时自己有需要用钱的时候,比如想买什么东西的时候,就会觉得很犹豫,又经常会买一些没有用的东西回家,然后非常后悔。

老师:对啊,你看,本来一个很简单的东西,它是中性的,就像食物,就像你买的那些日用品一样,它是你生活中必需的。就像你去买东西,你会拿钱去交换。你想要方便一点,你去买一辆车。但是,我们通常对钱都会有一些想要又不好意思讲,甚至要刻意表现好像不想要的样子。就像你买东西,明明想买,又不允许自己有那个渴望。一个本来很正常的东西赋予它太多的意义。

学员:老师,那么这是不是可以理解为我只要看清楚了,我就可以不认为它是很重要的,可以从此无欲无求?

老师:呵呵,无欲无求很好啊。你想想看,无欲无求的目的是什么?

学员:不想变成只想着赚钱那种庸俗的人。很讨厌那种满身铜臭的人!

老师:对啊,你渴望它,但同时又觉得那种……那种是什

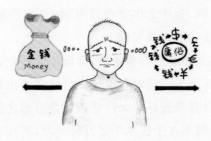

么？就是有钱人嘛，说直白一点，就是说，有钱人都是满身铜臭！和那些想教你赚钱的书一样！肮脏！庸俗！想想看你为什么不想变成那种人？

学员：害怕变成那种人以后，就要为钱所累，从此变得庸俗，肮脏！我宁愿过得清苦但自由一点，也不要过没有尊严的生活。

老师：哦，不要钱就自由了，有尊严了？真的吗？为什么害怕？因为你明明就渴望，但却要打压那个渴望。本来一个很简单的东西，因为要去打压它，这个渴望就用迂回的方式出现。就会变成一种攻击，去攻击那些有的人，他们有钱都是牺牲尊严和自由来的，为了一点钱什么事都做得出来！我没钱是因为我比他们清高，因为我活得正！

当然你也可以试试看，你今天告诉自己：哦，原来钱就是一个简单的东西，工具嘛，何必放在心上，明天你照旧过。或者你每天对自己说：钱不重要，钱只是一个工具。一开始会有点效果，好像感觉在这个里面有一个超脱的境界……

但是问题一定会再出现，你下面的信念没有清除，它迟早要冒出来的。打个比喻，墙壁要是漏水，你不去清里面漏水的问题,赶快在外面刷一层上去,让别人看不到漏水。但是呢?外面很快就会剥落,里面漏水又会出现。只有当你真正看清楚,并化解你的信念时,你才会转变,这个转变是自然而然的,后面我们会讲到我们的信念是怎样形成的。

（整理人:铃兰,2017）

性与金钱问答连载(二)：
金钱为镜,可鉴"我"心

你仅仅是告诉自己,看到了你有一个信念,然后去改变它,是不够的。你要知晓这个信念是如何形成的,你要清楚它在自己内心中有多根深蒂固。你就不会小觑它了。

学员:老师,为什么我想要赚钱总是感到很难?钱赚得不多却会搞得我非常累,看人家赚钱却很轻松?请老师指导。

老师:很好,你这个问题很具有代表性。我想想看,你想要我怎样回答你?同样都是赚钱,别人就很轻松,你却要很辛苦,我是不是应该回答你,不用那么辛苦啊,行不行?现在我问你,你想要轻松吗?

学员:想是自然,可我又不能轻松。我不努力赚钱,赚钱少就会非常惶恐,害怕别人会看不起我。

老师:嗯,那你还要再拼命一点,现在的努力还不够!通常要到一个程度,就是你苦到受不了了!否则只要你还有一口气,就一定要坚持下去。

学员:已经受不了了,(哭……)好像怎么努力都摆脱不了那个被人看不起的魔咒。一开始我努力工作是不想被老公和婆婆看不起。工作后就开始害怕业绩不好被别人看不起。再后来就每个月一定要做业绩第一,就像有个鞭子在后面催促,永远不够!某天因为一点事情和一同事吵架,那个同事就说我争业绩争得就像"饿鬼"!我当时整个人都懵了。我开始停下来想,怎么会这样?

老师:当然,通常会成为我们的议题,是潜意识里面会有一个你认定的信念,让我们不得不——"往外面去抓""努力赚钱""证明"等等。正如你所言,别人说你好,你都听不见,然而你却听到了那句"饿鬼"。为什么?你自己认为自己真的就是这样子。没有去清理潜意识里面那个信念,你在外面拼命抓、努力赚钱或者怎样证明,都没有用,一戳就破。有时候连一句话都不用,只是走过去(给你一个眼神),"哼!",你就完了。你还会因此而告诉自己:其实我没有大家说的那么好。

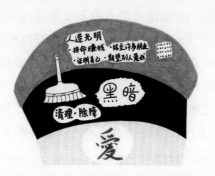

学员:是的,当别人说我好的时候,我反而觉得自己还差得远!反而那些说我不好的人,我印象最深刻,很容易就被打击。

老师:对啊,我们的信念不是与生俱来的。你想想看,从什么时候开始,你觉得自己是被人看不起的、是不好的?

学员:我记得小时候,家里条件很差,我的印象都是,妈妈在很辛苦地养家,劳作。爸爸很少在家,家里很拮据。我很小就被送到外婆家养。后来父亲被骗,家里因此欠了很多钱。出去的时候甚至会被别人骂欠债不还!当时一家人好像都很低调,走路都要靠着墙,爸爸只好拼命出去赚钱还债。结果后来工作时发生了意外,就过世了,直到那时债务才还清……

老师:哦?家里很拮据、爸爸被骗、被别人骂欠债不还、然后去世。你会有什么感觉?

学员:很痛苦,也很复杂,觉得恨爸爸,但后来他做了很多,最后连命也……

老师:嗯,后来爸爸变了,变得拼命去赚钱,你感觉是为什么呢?

学员:嗯,好像是为了……这个家……但那时我却常常在心里抱怨爸爸……觉得被别人看不起都是因为爸爸。随着他拼命赚钱,陪伴我的时间也越来越少,我对他的要求却越来越多。当我的要求没有得到满足时,更是会在心里怪爸爸。

老师:嗯,你觉得是什么造成了这一切呢?爸爸为什么而死?你有想过如果再给你一次机会,你会怎么做吗?

学员:都是因为钱……其实我常常想,要是我能赚钱,帮爸爸还,爸爸就不会……

老师:一方面,你觉得爸爸是因为要去拼命赚钱,因为钱而死的。一方面你觉得爸爸是为了谁去赚钱,为了谁这么辛苦?要是你没有提那么多要求,要是你能赚钱,爸爸就不会死了。你不仅怨恨那些害你们的人,你还气父母——气他们为何那么没用。你除了恨他们,还恨谁?(恨自己),恨自己什么?恨自己无能。看到爸爸被骗,除了恨那些骗子以外,还恨自己这么弱小。恨自己眼睁睁地看着爸爸就这样被骗,就这样离开了,自己毫无办法! 你能感觉到吗? 这一刻,你有多么的看不起自己!

老师:当我们觉得对钱有障碍时,通常不是你真的跟钱有,而是你跟某个人有,并且十有八九就是你的父母。但是,这样子阐述并不够! 你说"哦,那我知道,太简单,我立马去做父母的功课。"当你去做父母的功课时,你才会知道那是种怎样的体会,那个一层一层的,太多爱恨交织,曾经想要回避的,通通都要去经历。

学员:那么老师,我看到我有一个信念,那就是恨自己无能! 认定自己不行,注定将被他人看不起。那我应该怎么办? 要怎样才能改变它?

老师:是啊,怎么办? 很多人会说,倘若我看到自己有这样的信念,不要它就好了。NO! 试过的人都知道,没那么容易。你仅仅是告诉自己,你看到了你有一个信念,然后去改变它,是不够的。你要清楚这个信念是怎么形成的,你要知道它在自己内心里有多根深蒂固。你就不会小觑它了。

学员:哦? 感觉我搞错了? 以往都认为要避开负能量,然后想办法乐观起来,积极向上拥有正能量! 难道老师不是要教我们这些吗?

老师:我这里就没有这种乐观的。(哈——)我们走的路不是给你正能量,正能量你本来就有。

学员:正能量本来就存在吗?

老师:等你接触到你就知道了,正能量本来就存在。这些话大家都听过,但感觉不到。正如爱,本就在你身边,并非需要每天告诉你,你是拥有爱且值得被爱的,而是你要做的是什么。你瞧瞧,你是如此的痛恨自己。那么我们就去好好清理,把自己掀开,看看下面是什么?你去除掉那些阻隔,下面的爱自然就会显露出来。这时候,无论人家怎么说你,你都会说:真的吗?原来你这样看我啊。当你真正接触到这个的时候,那便是奇迹课程讲的,你是百害不侵的,什么也伤不到你。所以我们不仅要看到这是个所谓的阻碍,还要明白是什么挡住了爱,挡住了里面的好。但是,我们通常的做法是什么?下面是好的,上面是黑的,我们通常不是去摒除黑的,而是在黑的上面再覆盖一层光明——人造光明。拼命赚钱,结交许多朋友,证明自己,期望别人爱我,拼命想要证明,证明我不是这个。这些迟早要剥落,下面的东西才会出来,而爱才会自然呈现。接下来我们讲一些案例,怎样清除障碍。

(整理人:铃兰,2017)

性与金钱问答连载(三)：
揭开金钱的面纱："罪与罚"

"你渴望的是金钱本身吗，它带给你什么?"

学员：听老师讲课，才逐渐发现：原来我们对金钱赋予了这么多意义。可是我们平时看书或是看那些关于金钱观的文章，当时都觉得好有道理，然而后面还是会在金钱的问题上状况百出。虽然我们也会在金钱的问题上想很多办法去解决，但始终没有真正解决问题。这是什么原因呢?

老师：这个问题问得非常好。我们更多的时候是把那些道理往自己身上套，进而用来劝自己，应该怎样，不应该怎样。以为就可以解决问题! 但是这样远远不够! 甚至会搞出问题。

学员：那么老师，我确实觉得钱总是不够，而且我常常会经历缺钱的状况。每当那时，如果我需要买什么东西，或者想做某件要钱的事情，就会感觉非常糟糕，有一个很深的恐慌。我总是渴望有一天我拥有足够多的钱，这样是否就不再恐慌了?

老师：你想想看，你渴望的是金钱本身吗，它带给你什么?

学员：好像每次买到喜欢的东西，或者花钱完成某事时，都会有一种让我心满意足的安全感。所以我常常会想，当金钱累积到一定的时候,就会一直拥有那种安全感了吧?

老师:安全感? 你可以去问问有经验的人:钱有没有真正的给他带来所想要的安全感。有人会说有,那可能是他还没有达到那个数字的时候。当你设定了一个数字并且达到时,你可能会觉得还不够。然而我们仍会继续想象,如果得到那么多钱,我们会安全,但那是在想象中的。所有想要向外求的(方法、事物、精神、证明、偶像等等),它未必是完全不能给你想要的。比如说:刚才你说的那个安全感的重点是什么? 重点是它效果很短暂。大部分是在你认为你没有,然后你以为你得到时,那个时候你会相信钱带给你安全感。当你向外追求的某个目标一旦达到,你就会知道,那种对安全的渴望的心理还是在的。然后你就会继续追寻,不断外求,而且越陷越深,就成为一种瘾。尤其是那种可以让你短暂解决的(方法、事物、精神、证明、偶像等等)。它曾经给你带来快感,但是快感很快就消失了。你更要紧紧地抓住,要更多,就是所谓的上瘾现象。

这里面讲到究竟,是一个很深的、一整套的,我们之所以来到这个世界上所谓我执。奇迹课程会有深入的讲解。

好,接下来我们来讲:当我们金钱方面发生障碍的时候,会是怎么样的呢?

什么样的状况我们会称之为障碍呢? 第一种,也就是最常见的,我们永远都觉得钱不够,拮据,或者有些人会觉得钱来了就是留不住。他们的钱每次累积到一定程度,就突然发生某件事情:被骗、家里发生事情或者生病。然后钱就被花掉了。这边我想到一个例子:

这就是小我做了一个决定,但是他忘了,就像自动巡航一样,他只知道"我要这样做",可是最后却忘记了"我为什么要这样做"。

曾经有一位男学员,他不是不能赚到钱,只是会很辛苦,并且他发现他的钱就是留不住。每当他赚到钱时,他就会以一些名目把那些钱花出去。到后来就陷入了很大的困境——苦心经营几年的团队濒临瓦解,金钱方面也背负了令他难以承受的债务。他很奇怪为什么会走到这样呢?

他开始回头看,发现他以前总是觉得吃穿随便就好,不用太讲究;赚钱能生存就行,不用太富裕。而且,他特别不允许自己花钱讲排场,却又偷偷渴望那种排场所带来的刺激感。

后来我们处理了几次,之后他开始慢慢地看到:在金钱的议题后面,有一个很大的恐惧与内疚。他发现,爸爸妈妈当年为了养他们兄弟姊妹过得很苦。母亲因为一次意外塌方被土石方埋在了石堆下面,之后常年卧病在床,最终因病过世。即使母亲已过世二十多年,他对母亲的悲伤也依然没办法释怀。在经历了一次性与金钱的个案后,他开始去直面对母亲内疚的恐惧,于是他对母亲的悲伤慢慢地被释放。他的情况也开始好转,他接受了一个关于金钱方面很大的助缘。这对当时的他来说是一个很大的帮助。

随着疗愈的深入,后面的一次个案使他回想起,母亲在自己一岁半时被土石方压在下面的时候,他就在现场。当妈妈被压在下面的一瞬间,他吓傻了!什么都没做,没有去救他的妈妈!妈妈……是我害的!妈妈以后生的病都是我害的!我害死了我妈妈!妈妈辛苦劳动赚钱,我却害她……我理当受罚!这个罪种下后,他就遗忘了。

因此,当他赚钱时,会很辛苦,他不能容易地赚钱——妈妈都那么辛苦。当幸福降临时，他觉得自己理当受罚，便会想办法把它推开。当他赚到钱时，他会想名目把它花出去，让自己身背债务，来责罚自己这个"凶手"。当这个心结解开的时候，他仿佛做了一场梦！

这就是小我做了一个决定，但是他忘了。他只知道"我要这样做"，最后却忘记了"我为什么要这样做"。不停地惩罚自己来逃避那个罪疚，然而他忘了当初为什么要这样做。当他可以直面那个罪疚，化解那个根源的时候，他才会知道，原来自己有这样的信念。把自己搞成这样，他也真的苦到一个程度。后来，他也可以去品尝幸福的滋味，金钱对他不再意味着罪疚，他做的事也会得到越来越多的助缘，从噩梦转化为美梦。

当我们有了一次面对罪疚的经历以后，就会有力量深入到这个罪疚里，把它看清楚。那时候，我们或许真的会觉得这事有些好笑，自己当初怎么会那样想。

（整理人：铃兰，2017）

性与金钱问答连载(四)：
一叶障目："对"与幸福的抉择

　　老师：前面我们讲到罪疚，有些人是因为小时候曾经做了什么事情，让他觉得自己不是个好东西。虽然这些事已经过去了，但是它所带来的后果的严重程度通常会令人难以想象，他会利用这个罪疚来塑造自己的人生。比如说，小时候让父母很生气，很失望，或者伤害了其他人，下面有一个内疚。内疚就会有罪恶感，觉得自己某种程度好像犯了罪，那个罪不是法定上的罪，而是比较像佛教里讲的"孽"，罪孽，或者造孽。

　　那犯罪的人就应该被怎么样？

　　学员：惩罚。

　　老师：什么叫惩罚？你想要有钱，给你 100 万元，叫不叫惩罚？

　　当然是让你穷困潦倒，让你过得不好，你才会觉得你被惩罚。你觉得："我就应该这样，我这种人没有资格过什么好日子。"

　　还有很多其他的信念。当然，我们不是天生就笃信这些信念，《奇迹课程》讲，我们来到这个世界上带着"小我"。我们的信念通常会借由某些事件，在成长过程中的某些阶段，它会凸显，它会强化。通过凸显与强化来证明：你真的就是那个你认为的样子！

　　所有的信念，它之所以有这么强大的力量，并不是那信念本身，而是因为我们想证明它是对的。

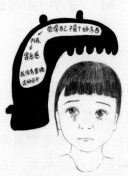

所有的信念，它之所以有这么强大的力量，
并不是那信念本身，而是因为我们想证明它是对的。

——王敬伟

　　比如说我们前面讲到的视金钱如粪土，我们从小的教育告诉我们不要当土财主（黄世仁）。我不知道这边的小学课本是不是有视金钱如粪土的故事，故事讲的是有个穷小子从小都被脑满肠肥的有钱人欺负，但是这个穷小子很有志气，不受嗟来之食，不为五斗米折腰。（嗟来之食的成语故事：春秋时期，齐国发生严重的饥荒，很多人被活活地饿死，贵族钱敖想发点善心，他在大路上摆上食物，准备施舍给饥饿的人群，当有难民经过时，他傲慢地喝道："喂，来吃吧！"谁知那饿汉表示宁愿饿死也不吃这嗟来之食。）

　　这样的例子不仅是书本上的，现实中有很多。曾经有一个个案，她来的时候，就是因为再也受不了自己莫名奇妙的穷困潦倒了。虽然没有到身无一文的地步，但也差不多了。而且她其实非常优秀，本科和硕士都是读的中国名校，人长得漂亮，也非常有能力。但她自己也很奇怪，为什么按照常理来说应该过得不错的她，却过得这么拮据，甚至到自己难以忍受的地步。

后来开始做个案处理，她想起她刚毕业时在一家管理咨询公司上班，年薪就很高。但做着做着，她就不愿意做了。她会休息一段时间，把钱都花光，再去找下一份工作。而且，她再找的工作，薪水都比上一次的要低。即使有很多选择，她也会选薪水低的那一份。

当她发现这个部分时，她开始继续深入，回忆为什么会这样。她觉得因为自己不想被束缚，想自由自在，所以宁可钱少一点。果然钱越来越少，甚至，后来，她都没有工作了。

她也曾努力想去找工作，甚至也和我讨论过应该去找什么样的工作，是否要回去原来的老本行。但最后，她都会说："我不要去上班，不要每天朝九晚五，不要被绑住，我要自由自在。"

她已经饿到快没饭吃了，只剩下几十块的人民币存款，这时候还讲什么不想被束缚，要自由自在，这也太不合理了。"想要自由自在"这个理由，不足以解释为何如此。

经过一顿时间的治疗，就发现，原来小时候她家里比较穷，因为交不起房租，经常半夜搬家。于是爸爸妈妈就经常吵架，互相抱怨。两个人为了赚钱，都拼命工作，但是不知道怎么的，很多时候做生意都失败了，要赔更多钱。于是吵得更厉害了，妈妈一直怪爸爸不会赚钱，一天到晚都在嫌弃爸爸。她天天在这样的环境里长大，真的很厌恶。她认为都是钱的问题,但是那时候她很小,自己没有赚钱的能力,所以就希望没有钱,日子也可以过得很好。

于是长大以后,她就开始想要证明,没有钱,人也可以过得很好。所以开始拒接一次又一次赚钱的机会,让自己慢慢地越来越没钱。

她后来看到她底层有一个信念,就是想证明给爸爸妈妈看,没有钱我也可以活得很好,很平安,不用每天鸡飞狗跳的。这个真是处理了很多次,才看到她下面的这个信念:我要证明给我父母看! 这个动力太强了。

她还特别爱关注穷游,断舍离,以物换物等资讯,觉得人真的可以花很少的钱就可以过得很好。有时候自己也会写一些类似的文章发表。其实,她发表这样的文章,主要是想给谁看啊?

学员:给父母看?

老师:对。可是她父母是没有机会看到的。她只知道要证明自己没有钱也可以过得很好,却忘了当初她为什么要开始这样做,要证明给谁看。到最后只是发现自己越来越没钱。在那次个案的结尾,她不好意思地说:"其实我真的很想吃好的穿好的,想买名牌包包,坐头等舱去国外旅游!"

所以,有看到吗? 渴望其实都在,压抑住这些渴望,只能靠说服自己忍下去就好了。可是那些本能的东西都还是在的。在做完那系列个案之后不久,她真的开始去找工作了。慢慢在工作中展现了她有能力的一面,位置也越来越高,赚的钱也不断在变多。当她真的看到自己底下的信念,是因为她确实苦到了一定的程度,不想再继续了。

所以看清这种信念不是这么容易,因为那些信念曾经带给你你想要的。比如，带给你清高的感觉，比人家高尚，比人家高等，比人家优秀。但是另外一方面，它也给你带来痛苦，大部分要到痛苦远大于好处的时候，例如你边饿着肚子还在那里说清高，谁理你啊。要痛到一定程度，你才会觉得："哦，我不要再这样下去了!"但是你要看到，并看清那个信念后，它才会松动，生活才会开始有相应的变化。

当然，还有一些其他的，通常我们刚刚讲的都是有某种很强烈的，你成长过程伴随事件的那种恐惧，你知道吗？经常半夜搬家，痛恨妈妈那种死要钱的俗气。痛恨以外，通常会有一种痛伴随着，会让自己很执着的抓住一个东西，比如我不能过好日子啊。还有一些其他的，我们下一期再讲。

（整理人：铃兰，2017）

性与金钱问答连载(五)：
"影子"的逆袭

老师：前面几期，我们讲到几个金钱匮乏的例子，但这些还不够，我们把太多东西投射在金钱、性，乃至很多其他东西上面，但我们根本不知道是因为这些投射产生了这方面的议题。我们只看到外在的匮乏和所产生的各种现象，然后就在这些外在现象(金钱，性等等)的果上去求，但这些问题却好像永远也解决不了。直到我们开始向内探索，找到问题的根源，才会出现重新选择的契机。

前面讲到缺少钱和钱留不住，还有些人是觉得他赚再多钱都不够，他会拼命赚钱，赚很多钱，但他本身用钱却很省的。这种情况的原因除了内在本身的匮乏以外(因为那匮乏、安全感是内在的)，还有其他的。这些人会拼命地赚钱，把自己搞得很辛苦，买车买房子给爸妈，最后自己受不了。这是常见的个案。有个个案，案主讲诉自己身体已经受不了了，事业也不如意，可妈妈还逼着她要钱，爸爸也整天说房子应该要买大一点，真是受不了了，觉得自己负担好重。

然后我们就通过个案的形式，让他跟爸妈对话，结果他到爸妈位置，爸妈说，我没有一定要你给我啊！很奇怪，他说他爸妈一直在跟他要。但呈现出来的，跟他讲的不一样。这个疗愈的过程很长,中间过程我就缩短,到后来发现,为什么他会这样呢?通常(当然不是每个人都这样),他拼命赚钱的目的,是要去讨好父母,来得到什么?

学员:爱,关注。

老师:对,用讨好、付出来得到爱。为什么他要这么辛苦来得到爱?为什么别的兄弟姐妹没有?猜猜看?因为他是最被忽略的那一个,通常越被忽略就越渴望。一个从小就得到重视的人,他不需要再证明,甚至会希望你不要再关注我太多,你把关注分一点给弟弟妹妹吧!所以越匮乏的越觉得缺少。

这样的情况,大家都会说,你看这孩子好孝顺啊。把自己搞得那么辛苦,身体都不行了,还赚钱给父母。那么他是不是很爱他父母呢?

学员:不是。

老师:不是,那是什么?

学员:是想得到父母的肯定。

老师:很好,这是一个目的。还有呢?更进一层的?

学员:想让他们内疚?

老师:对,但是这中间的关联是什么?怎么让他们内疚?大家猜猜看。

学员:想要证明他们是错的。

老师:对,你们当年忽略我,是不是?你们瞧不起我,是不是?现在我对你最好,你看到没有?那个下面的动力是多么隐晦,看起来是多么有爱心。

学员:我好像遇到过这样的人,他对父母好,但是他父母恰恰对他不好,对弟弟好。他弟弟什么也不做,光在那儿扯纸漏。他拿的钱，父母就拿给弟弟，气得要死，气得头发都白了。

老师：如果今天我成功了，我不但要得到你们的关注，我还要让你们怎么样？

学员：内疚。

老师：很好，还有呢？

学员：是你们错了。

老师：还有呢？更进一层的，我要让你们离不开我。你们现在什么都靠我了。我拼命养你们，"孝顺"你们，养成你们对我的依赖。现在知道我的重要了吧！

我们下面的动力真的不是一下就看得清楚的，但是怎么样会改变呢？

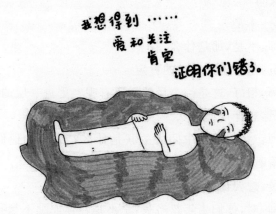

学员：怎么样改变嘛？

老师：就是你苦到受不了了！只要你还有一口气，你一定会坚持下去。还有把自己苦到得癌症的。为什么会苦到得癌症？

学员：怨恨，自己工作太累。

老师：工作太累，得癌症，然后呢？小我的每一件事都有好几个目的。目的跟刚才讲的一样，如果我拼命养你，你还是不关注我，我只好使出杀手锏，就是死，让你失去我，让你知道失去我，没有我，你才会开始怀念。我让你内疚，我今天累了，病了，累成这样，你们都还不来关心我，我就死给你们看。我得了癌症了，你们总该关心我了吧。这都是活生生的案例，这都不是我编的，这也不是书上的东西。

老师：有一个案例，就是这样的情况，她没有来上过课，她就是听说我做心理治疗，就来约个案。我问她什么状况，她说得了癌症，我没有直接跟她讲话，是通过中间人来传话，我说我不治病的。她说，没关系，她有上过类似的课，她只想知道她为什么得癌症。我说那这个可以来看看。

很有趣，当天进来两个人，有一个个子比较高，脸色红润；另一个小小的，脸色蜡黄。我就问小小的那个说："你有做过个案吗？"她说："不是我。是另外一个。"是个子高的，脸色红润的做，很奇怪，我还是帮她做了。她是一个医生，她知道她的病不只是身体的因素。

我给她排出来，刚开始以为是她以前有一段感情，后来分手了，她想要得到对方的关注。她之前也得过严重的肺炎。她以为她想得到她前男友的关注，结果她的前男友那次真的关注她了。但是我觉得好像力道不够，我会有种感觉，也许这个可以解释，但力道太小。为了得到前男友关注，就把自己搞成这样，缺乏说服力。

后来，就继续看，找不到其他原因，就试试看看和父母的关系，结果刚才讲的例子全部在里面。她就是拼命赚钱给家里，家里面重男轻女，她想得到关注，她付出了一切，但是家里面还在要，还嫌不够。她生病的时候，他们甚至还说："好了，好了，你自己是医生，这个病有什么了不起，赶快起来。"后来，她看到自己下面的动力，如果得肺炎不够，我就得癌症，我死给你们看。看你们会不会后悔，看你们会不会良心发现。她自己看出来了，她自己看到自己存的这个心的时候，她愣住了。天哪！我怎么会这样想！

我对她说：哎呀，你这把赌得太大了。以前想用肺炎来赌，看会不会得到关注，现在癌症，这把赌大了。

她说：对、对，这把赌得太大了。

但是，是不是这样，她就好了？

后来走的时候，我也期望。

我问：那你这样看到以后，是不是想改变你的决定？

她还是笑嘻嘻地讲：这辈子我已经不想再玩，洗牌，换一个人生再来。

学员：心理上解脱。

老师：虽然我们也希望她改变，但是她说这辈子已经被她玩成这样了，重新洗牌重新来过。

其实，我都讲过，有时我们想证明给父母看，也许有时候想证明给邻居看。有些时候是因为邻居瞧不起他，村里人瞧不起，他要证明给那些人看。所以现在想尽办法当领导，想办法赚钱，要回去村里证明，道理是一样的。有些人是对父母，有些人是对其他人。我现在当领导了，你们这些人当年是怎么对我的？现在你们来求我了吧？钱也一样，我有钱了，你们要拜托我。甚至，有些人回去还要请全村人的客，所谓的衣锦还乡,我给你们看看。我要看到你们拍马屁的那副嘴脸,心想:"哦,你也有今天?"好像讲得太多了,讲的都是这么沉重的东西。

（整理人:铃兰,2017）

性与金钱连载问答(六)：
王子复仇记

　　老师：前面讲了很多案例，今天讲一个我自己的。我自己之前也是跟钱有一个功课。我爸白手起家，非常会赚钱。我从小就衣食无缺，虽然我从来都没有缺钱用过，但是我的钱也累积不上去，总觉得赚钱很罪恶。

　　我大学毕业以后，跟朋友合伙开一家公司。我们做电脑，计算过成本价之后，人家说，你至少要赚 20％。我就想，20％！太多了，这行吗？其实 20％已经是最低的底线，否则就利润不够，可我依然觉得太多，认为我们最多只能赚 5％，已经不得了啦。赚多一些钱，就会很有罪恶感。那时公司有开价报出去，询价的人还没开口杀价，我自己就先开始减价："你买多一点就给你优惠。"好像多赚一点钱就会很难受。后来那个公司就做不下去了。这对我的生活有没有影响呢？当然有，因为到后来我就慢慢发现我的钱留不住。

　　我用钱其实蛮省，我从小零用钱就存在以前那种竹筒子里。我的钱存了好几年，然而每次破开竹筒，里面的钱好像都不到我原来预估的三分之一，我就觉得很奇怪。长大以后，我妹才跟我讲，她每次都从那里面取。当然也有的钱是藏起来的。放在一个罐子里，到处藏。然而每次都少，因为家里面保姆知道我藏在哪里。小孩子藏东西是自以为很隐秘，结果每次都被保姆偷拿。长大以后，还是这样留不住。每次钱累积到了一个程度，就会自以为很聪明的跑去投资一个什么，结果有去无回。或者人家来借钱，我没办法拒绝，就借出去了，结果人家没法偿还，就又没有了。回到原来的五分之一，然后又慢慢累积，又发生一个事情，又归零。

后来我开始想这件事情。这里面到底是不是有什么东西？我刚开始找，那时就是用头脑去想。我想到的是因为我小时候，课本里面都讲我之前讲的穷小子的故事。富翁拿钱去侮辱一个穷小子，被穷小子把钱丢回来。人穷志不穷！太多这种故事了。学校老师也教育我们说：不要因为家里有钱，就以为多了不起。（现在回想，那个老师讲话也是酸溜溜的。）我当时就觉得，我们应该做那种不要钱但很有志气的人，这应该就是原因。但我发现找到原因以后，情况并没有改变，还是一样，我依然觉得那些钱我不可以得到，觉得我自己就不应该要很多钱。

我就再去慢慢看，然而后来的看到并不是刻意的。那是在我爸开始生病以后，他住院住了十年，然后过世。我慢慢去回顾这件事情，差不多五年（2008）前吧，我开始带课，刚开始费用也不敢多收，学费都定得很低，从台湾就是这样。慢慢，我发现从某个时候开始，学费一直在涨，而且都不是我自己调涨的。有时候是主办方说："老师，你定得太低了，你定那么低，我们别的课怎么推啊。"我说："那你要怎么定呢？"然后他们就帮我涨价，包括个案费用，也是他们帮我涨的。他们说："你跟我们收的一样，我们是你学生，我们怎么去接个案？"就这样涨了。

有时候主办方问我要不要提价，我说想一下。主办方误以为涨了，就把价格调上去了。学生问我，我说："没有啊。"然而涨价的通知已经发出去了。就这样慢慢涨，看到情况慢慢开始改变，而且不是我刻意做的。我就开始回顾，这个事情跟什么有关？我往回追，然后就发现，是我爸生病开始的。

我刚才讲到我爸白手起家，非常会赚钱。回想起来，他对我们是很有爱的，只是那个年代，男人都不知道怎么表达，通常只会用指责、批评的方式来表达对我的关注，我们孩子没事时他不会说什么。只有等到有事的时候，例如考试考不好啊，我打麻将的时候，他就指责我们。我们感受不到他下面的爱。另一方面，他跟我妈常吵架，我妈并不会一直跟我讲，但说过一两次。有一次的印象实在非常深刻，记得那是我小学五年级的某一天，她第一次跟我讲。她说："妈妈其实过得很痛苦，但心里的苦没有人可以讲。虽然你还小，但是毕竟你是老大……"我现在都还记得，她跟我讲的那一天，我们在外面，好像突然之间天色就暗下来了，当然那是一种感觉。她就说："你爸爸只会赚钱，从来都没有注重我的感觉。"那时就觉得妈妈好辛苦，心疼妈妈，我爸就是个赚钱的机器，俗人，从来不懂关心我们。

她极少有那种情形。所以当她偶尔抱怨说："唉，为什么你爸每天都出去，就不能在家里多呆一会儿？"我就会觉得很严重。这个是一个更常见的例子，通常父母有不和，如果父母跟孩子诉说的时候，孩子会怎么样？第一个，你会想要选边站。你就觉得好像妈妈很可怜，爸爸是坏人。当然，也有些情形是，爸爸很可怜，总是忍气吞声，妈妈则是唠叨，尖酸刻薄，那就会觉得妈妈是坏人。那么"选边"的意思是什么？

学员：总有一边是错的。

老师：对，刚才我们也讲了，如果他是坏人的话，我们用什么样的方式来表示跟他划清界限？

学员：我跟你不一样！

老师：是的，我们划清界限的方式是跟你不一样。爸爸对我来讲就是一个赚钱机器，所以我要变成一个非常不会赚钱的人，甚至，我要跟钱划清界限。你看，那个隐藏得有多深。所以，我觉得，你买东西作为礼物送我，我可以接受，但是钱一概不收，因为那个等于认同爸爸，然而我是要站在妈妈这边的。真是太隐晦了！

我后来回想，大学毕业后，到爸爸公司做事，我跟我爸就是对着干，我想证明我比他行。多年后我学了心理学，去看我为什么要这么做，就是所谓的恋母情结。其实下面是我想帮妈妈对抗爸爸。里面还有一个痛恨，痛恨小时候自己太无能。到了大学毕业，我觉得自己终于长大了。觉得自己可以和他对抗了！

你知道吗？王子复仇记！

哈哈哈——下面这个动力如果我们没搞清楚，它就会在里面乱搞，我爸公司差点被我搞出很大的纰漏。很多孩子都这样子，像我弟弟也是，去投资很多企业，自己根本不懂。其实如果不投资，不亏钱，什么都别做，用爸爸的话来说，他留给我们几个孩子的钱，只要正常地用，几辈子都够了。可我们就是要去投资这个那个，规模还不能太小，就是想要证明自己，我不是靠我爸，甚至想证明我比爸爸还厉害，用这种方式来跟他对抗。下面那个动力影响之大，是很难想象的。那个动力隐藏之深，是自己很难一下子就看到的。即使有一天你看到了,也会觉得很遥远。

当然,我自己也花了很多年慢慢回溯,才看到,化解那些障。有一个契机发生在后来,我爸生病了,得了渐冻人症。到了最后,连自主的呼吸都没办法,讲话更是早就不行了。对我们来讲,他早已不是当年那个常发脾气,暴跳如雷,只会骂人,只会赚钱的恶人了,他已经变成躺在床上的一个老人。我们去医院看他,他也没法讲话。我有时候把他当孩子,摸摸他的头,讲讲家里的事情。慢慢这个过程里面,我们对他的恐惧慢慢消减。那段时间我也用书写做自我探索,我开始看到,爸爸在家里其实很孤单,因为所有的孩子都站在妈妈那边。这种情况不少见:妈妈是弱者,爸爸是强人,是坏人,所以在家里,他很孤单。他从来不会在我面前讲他和妈妈的事情,也不会去说妈妈不好。当我长到够大的时候,够成熟的时候,我才理解他的方式就是这样。举个例子:我记得在美国,第一次上成长课程,以前的那种课就是直接叫你表现得很有爱心,表现得跟大家关系很好。有一天上完课,老师说:回去打电话给你父母,告诉他们你爱他们。那时候我在美国,我爸妈在台湾。跟我妈讲我爱你很容易,跟我爸就讲不出口。我在电话前面磨蹭了一两个小时,最后鼓起勇气打过去。我爸说:"什么事啊?"因为那个年代从美国打电话到台湾,大部分都有急事。我还是觉得讲不出口:"没什么事。"他说:"什么事,你说嘛!""我——我——爱——你!"终于说出来。这时那头沉默了。沉默了一分钟以后,换他结结巴巴地说:"你……你发生了什么事? 你——你是不是——是不是要钱啊! 我明天汇钱给你!"

哈——他不知道如何招架,那就是他表达爱的方式。经由这个,我才慢慢回想,他很多过程中都这样。比如以前年轻

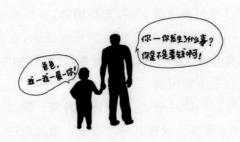

的时候，我就不明白他怎么会突然带我去看一个工厂，我也不是学制造的，对那个一点概念都没有。他问我有没有兴趣，我又不懂，问我干吗？其实，他要干吗？他要买给我！但他不讲。他就是用这种方式，他直接做，你有兴趣就买给你。他不会讲。他不会说："爸爸为你好，关心你，希望你以后过好日子。"那一代很多父母就这样，讲不出口，就是直接做。我回想好多次，才发现他原来是这样的。以前还觉得他莫名其妙！所以，当我开始慢慢地看到我爸爸，是真正的看到他，我开始感觉到他对我的爱，开始想到他就会有温暖的感觉。同时，我并没有针对钱做功课，但钱的议题就慢慢消失了。所以，真正的那个障化解以后，表面的问题自然解决，不用在果上求，跟钱的关系是个结果，是跟我爸的关系投射出来的。

　　性与金钱连载到此告一段落，大家有没有什么问题？

　　学员：大家参加工作坊回去是不是有什么作业？

　　老师：不用，不用刻意做什么。我们下面的东西一旦掀开以后，它自己会往外面冒的，因为这个东西它本来就遮不住。只是以前你盖得太严，它一冒出来，你赶快把它盖住。当它开始真的要冒出来的时候，盖子开始松动，像开始上课或作个案处理，你渐渐再也盖不住了，它自然会酝酿。这时当然支持就很重要，所以我们会建群，会有支持团体，至少你讲的话有人听得懂。一般的人会赶快把它重新压抑回去，会说："怎么会想不开啊，有什么大不了的。"或"好啦，比你惨的多的是。"

学员：压是不管用的。

老师：哈——第一个，它会继续往外冒。第二个呢？当然我们工作坊个案都会处理到一个程度。潜意识的下面是一层一层的，积累了很久，很多东西压抑在那里，我们可以化整为零。你不会一次把所有的都清理掉，我们下面的东西光这一世都累积了都多少年了，更不要说累世了。你每穿越一层以后，这一层没有了，你会逐渐轻松，然后开始有个力量会上来，这一段会有个休息的时间，有一段好日子。那段时间会觉得这个世界太美好了。这段时间是在帮助你，慢慢适应那个新的力量，让它成为你的。你慢慢习惯那个力量以后，你不会像它刚出现的时候那么兴奋，因为你习惯了。这个力量会开始带着你进入下一层，当时候到了，你准备好了，下一层会开始出来，就这样一层一层，这就是为什么课会还想再上。当然，疗愈会像这样一层一层的，但我不鼓励大家太密集的上课，有些人每个礼拜都上课，我不太赞成这样。你要给自己一个停顿的时间，至少隔一个月，当然三个月最好。上的太密集了，通常是上课变成了什么？

学员：逃避。

老师：对，用这个盖住下面的，不想面对我的亲子关系，不想面对我的工作，不想面对我的夫妻关系，我就拼命上课。啊，时间到了，我们下次再见！

（整理人：铃兰，2017）

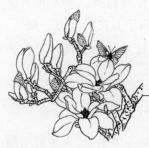

案例分享篇

越早去疗愈我们的创伤,真正属于我们自己的人生才能越早开始。

案例分享(一):
在艰难中,我选择疗愈自己

楠楠(化名)这次来参加课程,主要是想看清楚自己。她觉得现状让她很辛苦,未来也不知道走向何方。和家里人关系都不太好,似乎找不到一个安定的属于自己的地方。同时,经常觉得胸闷气短,好像总是呼吸不过来。她觉得是时候去好好看看自己到底怎么了。

楠楠的童年:长女,不知何处归

楠楠是家里的长女,还有一个妹妹和弟弟,三人年龄间隔大约各一岁。

在当时,农村的重男轻女是分外严重的。父母卯足了劲想要生一个儿子,终于在第三胎时如愿了。但随之而来的,就是三个孩子所带来的重大经济压力。后来,父母终于打算将第二个女儿送给别人。但送给他人的妹妹,倒也执着的很,去几天哭几天,最后养父母没当几天,就无奈地送回了妹妹。

三个年龄相近的孩子让父母觉得压力巨大,于是,就把楠楠送到了爷爷奶奶家,让他们帮忙照顾一段时间。

其实当妹妹弟弟出生以后,楠楠已经感受到浓浓的被忽略感。或者,她一出生,就已经没有体会到被重视的感觉。因为父母的眼里只有男生,根本不会多花注意力给楠楠。去爷爷奶奶家,虽然不在父母身边,但因为只有自己一个小孩,楠楠倒觉得安心了下来,觉得待得也自在一些。那时候的楠楠,三四岁的光景。

一天晚上,楠楠睁开眼睛一看,爷爷家里静悄悄的,一个人都没有。哦,好像听说村里来了戏剧团,正在演戏呢,爷爷奶奶应该一起去看戏了。楠楠打算去找他们。半夜,楠楠找不到鞋子。于是她赤着脚在深夜的巷子里奔跑,去寻找家人。

对于一个孩子来说,这是怎样的一段路程呢?顾不上哭,顾不上害怕,只希望早点看到爷爷奶奶。戏台的热闹和光亮,爷爷奶奶的温暖,就是让她不断奔跑的动力。

终于到了。也在人群中找到了爷爷奶奶。但,楠楠没有得到一个喘息和温暖的呵护,相反,爷爷奶奶很生气。他们怪楠楠破坏兴致,怪楠楠是个累赘,都不能让他们好好放松看场戏。

紧接着的第二天,爷爷奶奶带着楠楠回到了爸爸妈妈身边,跟他们说:"你们自己看这个孩子吧。太麻烦了!"爸爸妈妈无奈地接下了楠楠。看着父母和弟弟妹妹,楠楠却觉得这个家并不属于自己。当天晚上,楠楠哭着不睡觉,要回到爷爷奶奶身边。爸爸妈妈气急了,就拿了一把刀架在她脖子上,大喝:"你再哭,就砍你!"

接下去的日子,楠楠找不到归属感。弟弟妹妹,他们晚来到这个家庭,却好似他们才是主人翁,也欺负楠楠。爷爷奶奶不要她,爸爸妈妈也那么不情愿地接回她。

读书时如果晚回家,家里就只剩下米饭,一点菜都不剩给她。离婚后的楠楠回到父母家,父母却无法接受她离婚的现实,觉得楠楠丢了他们的脸,总是希望楠楠能继续和前夫在一起……

王老师根据她的描述,在现场找了几个学员代表,分别当楠楠的众多家人。大家像踢皮球一样推搡着楠楠。爷爷奶奶说:"你走!你回自己家去!"弟弟妹妹说:"你去爷爷奶奶家,不要回来。"爸爸妈妈说:"我照顾不了你,你去爷爷奶奶家!"……

在现场如此具象、夸张又现实的呈现中,楠楠嚎啕大哭。悲伤,愤怒,委屈,恐惧……全部的情绪涌现出来,她承担得太辛苦。她哭着说:"我不属于任何地方,任何地方都不属于我。我就应该去流浪!"

流浪,对于几年前的楠楠来说,还是一个可以去实现的事情。可如今,她带着三岁的儿子,近乎形影不离。流浪,已经变成一件遥不可及的梦了。

楠楠的关系:冥冥中的安排,受伤的双方给不了彼此爱

楠楠在大学时期交的男朋友,是她的老乡,当时是异地恋。毕业后,两人一起到同一城市开始生活。关系跌跌撞撞,最后还是步入了婚姻的殿堂。

过了两年,也生下了儿子。寥寥数句话,却难以道清楠楠在这几年的煎熬。结婚后,怀孕时,楠楠已经知道老公在外面有了外遇。她每天都处于侦查老公的状态,满脑子都是老公现在在干吗,是不是和小三在一起,以及回到家面对对方时的愤恨和委屈、尴尬。三十刚到的她,就折磨出了白头发,最后还是咬了咬牙,和老公协议离婚了。

只是之前双方家长都不同意,所以离婚是背着长辈们。同时,也为了让孩子有一个相对稳定的家,能尽量多的接触爸爸和妈妈,两人还保持高频率的见面和联系。但他们分居了,楠楠带着孩子住回了自己的父母家。有时候也去婆婆家住几天,或者再到市区里的前夫姐姐家住几天。

　　这样的四处奔波不安稳,以及面对家族中其他亲人的纠结,让楠楠时刻揪着一颗放不下的心。于是,慢慢地,楠楠再也难以享受一口顺畅的呼吸,她开始呈现出了现在的胸闷气短,难展欢颜的状态。

　　她很难对前夫表示出愤怒。因为心里想着要给孩子尽量完整的爱,以及顾及前夫的工作,她不断地配合他,演一个妻子的角色。同时,她的心里,有一个部分是对前夫的心疼。因为前夫是个养子,在养父母家里也是一直觉得得不到足够的关爱。长大后心里好像有一个巨大的空洞,不断地寻找亲密关系来填补自己。工作繁忙,关系纠缠,自己也越发浮躁。他,其实也找不到属于自己的家。

　　楠楠数次强调前夫的可怜,她不舍得再给他增加什么负担。也因为这份心疼和不舍,让她一直以来在这个关系中的愤怒和委屈没有一个表达的出口。她也是后来才知道:令她心疼的前夫,其实就是她自己,那个在原生家庭中没有得到爱的自己。

　　两个早期在原生家庭体会不到爱的人,被一种冥冥中的力量牵引着,走到了一起。但因为双方给不出爱,都满足不了对方,所以,也终将渐行渐远。这个失败的关系,对两个人来说,都是再一次的打击和失望。也向他们又一次证明了:爱,是如此难以得到。

那，他们的孩子呢？

楠楠的孩子：不知不觉中，走上了和妈妈一样的路

三岁的孩子跟着妈妈，从出生后就没有一个长期、固定、稳定的住所。在个案治疗中，王老师让一个学员代表楠楠的儿子，去体会孩子的感受。孩子问了一句话："妈妈，到底哪里才是我们的家啊？"

当楠楠听到这句话时，再一次动情，抱着孩子嚎啕大哭："原来，我一直想给孩子最好的，尽量让他少受伤害。没想到，最后，他也走了和我一样的路。他也找不到自己的家了！"自己所受的苦，是楠楠觉得最苦的事。她如此害怕孩子也承受这些，但最害怕的事真的发生了。

面对孩子，楠楠抑制不住地哭着，她在充分释放自己的内疚。哭了很久，楠楠慢慢地平静了下来。最后，楠楠对孩子表达了深深的歉意，和孩子紧紧地抱在了一起。

王老师的声音在旁边响起："虽然孩子也和你一样找不到自己的家，但他和你不一样的是，他有一个很爱他的妈妈一直陪伴着他。"

楠楠的未来：前路漫漫但自己清醒又有力量

此次个案到此结束。楠楠看清楚了自己的原生家庭，前夫的原生家庭，自己和前夫之前组建的家庭，以及夫妻双方和孩子的关系。她也震惊地看到，原来一些模式就像魔咒一样，会轮回。孩子正在慢慢进入自己的人生模式中，而大家都毫

无知觉。

看清楚了这一切,楠楠有了如释重负的感觉。接下去的方向也清晰了起来。停下来,再厘清周遭的关系,疗愈自己的过往创伤,活出自己的人生,还给孩子属于他自己的人生……虽然前路漫漫,但在清醒的有觉知的状态下面对这一切,楠楠感受到了从内心深处涌出的力量。

就像王老师说的:"这发生在你身上的一切,如果你借此机会往内看,就是一个很好的疗愈契机;如果你还是延续以往的方式,就是又一个痛苦。"

而越早去疗愈我们的创伤,真正属于我们自己的人生才能越早开始。

（整理人:刘芳芳,2014）

案例分享(二)：
是谁在治疗

依玲(假名)是一位年约 30 岁的未婚女性,本身也是从事助人工作。开始的时候,她只是在工作上有一些问题,想请我提供意见。但在谈话过程中,我对她的议题及成长背景有了一些了解,我建议她先处理自己的议题,一段时间后再谈工作上的技术问题。就这样,我们开始了至今已长达 10 个月的咨商。

依玲在家中是次女,上有一个姊姊,下有一个弟弟。从这个出生序,我大约已有一点概念。通常老二如果与老大是同性别,是比较会被忽略的。尤其像她的家庭重男轻女,这样的情况会更明显。依玲在小时候,对想要的东西,总是要用很多的力气去争取,才有可能得到。然而不管是否能得到,过程中常会被责难。像:你就是个性不好,脾气坏,你怎么那么笨,你不会讲话,乃至你生得不漂亮,没有弟弟聪明等等。这些责难,在长大以后,慢慢地内化成为她对自己萦绕在耳边的批判。

这些批判的声音在依玲独处的时候,会充塞在她的脑海,使她非常焦虑。但在与人相处的时候,同样的声音也会随时浮现,她常认为别人不喜欢她。这样的情形,在她小学时一位本来很要好的同学突然和她疏远后,变得非常明显。她开始检讨自己,寻找自己所犯的一切错误,希望以后不要再犯。这个努力的结果,是认为自己一无是处。这慢慢变成一种习惯,使她在人际关系上有些退缩。在她的助人工作上,也常认为自己所作所说的,会造成对方不高兴,对方的每个不符期望的反应,都被拿来作为自己做错的证据。

这样的压力是难以承受的。她觉得活得好累,常有想要毁灭一切的念头。撑着活下来只是不要让父母难过而已。

说实在的,当我渐渐了解她的状况的时候,我毫无概念在接下来的咨商要如何进行。我只知道信任老天,圣灵会在适当的时候告诉我适当的做法。我只要提醒自己,治疗是上主的事,我是管道而已。"愿我们别忘了,全凭自己,我们一筹莫展;我们该教什么以及该学什么,都有赖于那超越的力量。"

有一次,她在咨商中说她担心上礼拜她对我说的话我会不高兴。我和她分享了某一次我打电话给她,结果没人接,我打了几次都一样,我也开始想象她可能对我有不高兴,不想再来继续咨商了。我不断地做这样的猜测,一直到第二天她看到来电记录打回给我,道歉昨天电话关静音,没听到电话声音,我才释然。她很惊讶我也会胡思乱想。我告诉她,这就是小我在作祟。

当然,知道这个道理并不足以使她立刻开悟。经常,当她又陷入自责的时候,她会问我:"我什么时候才会好啊?"我总是回答说我不知道,这是她和上主之间的事。我没有权力,也没有能力去决定。每次见面,我从不预设要谈什么,我相信老天自有安排。该谈的到时自然会浮现。该有的结果自然会发生。每次的会晤都会为患者与心理治疗师带来某些益处。

还有一次，我请她做一个实验①，做什么我忘了。之后我仔细地询问过程中她是否有勉强的感觉。她突然哽咽起来。她说从来没有人这样注意她的感受，她的内在感受也一向被自己所漠视。我一方面有些心疼，另一方面，也惊讶这样小的一件事也能使她如此的感动，或许她感受的关心与事情的大小无关吧！

就这样，我们每周一次的咨商进行了好几个月。不确定从什么时候起，依玲发现她的自责越来越少，开始看到一点自己做得还不错的地方，也学会了要求一点赞美，对于别人有要求自己不想答应的，也可以用婉转的方式拒绝。她甚至开始看到她妈妈对她的关心而有一些感动。

她的朋友也感觉到她和以前不一样了，但又说不出有什么改变。当咨商到了七八个月的时候，我们解了几个梦，都很清楚地看到她开始接受自己，疼惜自己，也可以照顾自己。独处的焦虑减少了很多，也可以一个人去散步，感觉那种轻松自在。每次来谈的时候，也觉得生活中没有什么要特别需要处理的。

上个月这种改变似乎更具体化了。她的左膝有一个旧的筋骨伤，站久了或蹲下去都会痛。曾经去看医生，整骨，针灸都没有效，或好了一点又复发。有一天，我们解了她一个洗衣服的梦，似乎在暗示她的改变要外显了。回去后当天晚上，她在睡觉的时候左膝突然一阵剧痛，但她隐约知道这是在治疗。第二天醒来，她试着弯曲膝盖，发现疼痛好了一大半。她好兴

---

① 实验是完形治疗的一种技巧，即邀请当事人说某些话或作某些行为，让当事人去体验与过去不同的模式。

奋地发了一封 e-mail 给我。告诉我这个好消息。我也很兴奋,虽然有点担心这会不会有怪力乱神的嫌疑,但内心真正的感觉是只要有爱,奇迹真是无所不在。

最近,我们的咨商内容比较集中在她的工作上。她所协助的某些个案有停滞的现象,对此她会有些心急。她很想知道我是怎么做的,为什么态度可以这么轻松,却又有效?我告诉她,不是我在做,那是老天的工作。我只是让治疗透过我和她这样一个关系自然地发生而已。"她需要某个声音来代表圣子发言,需要借助某人的手,替她与圣子心灵沟通。在这种过程中,有谁会得不到治愈?至于什么时候会治愈到什么程度,不是我的责任。所以我当然轻松。"

拉杂写来至此,不禁觉得有些好笑。像我这样不做处遇计划(treatment plan),每次会谈没有设定目标,谈后又不做记录,似乎都不符合正统咨商的要求。我凭的是我对上主的信心和她对我的信任,治疗就这样自然发生了。"不论哪一种求救方式,都是对她而发的。她会透过心理治疗师,也就是当前对上主之子最有帮助的人来代他答复。我相信依玲也会成为一个更好的助人工作者,或许奇迹就是这么一回事吧!"

(文:王敬伟,2004—2005)

案例分享(三)：
我们都是一样的

　　"我一直告诉我自己他是爱我的,他是爱我的……"惠玲(假名)低声泣诉着过去的一段感情。惠玲是一位未婚的职业女性,30多岁。她觉得自己的生活有些混乱,觉得容易疲倦,但又找不出原因。经过朋友的介绍,她来找我,希望对自己的状况有一些了解。第一次和她谈话的时候,我发现她很容易切断情绪,对很多事都没有感觉。我告诉她,我猜测或许有某些事情让她决定不要感觉,但是不知道是什么事,我们可以一起来探索。就这样,我们开始了每周一次的咨询。

　　经过几次的晤谈后,慢慢地我们谈到了她年轻时的一段感情。开始的时候,她觉得难以启齿,但仍然决定要把它说出来:

　　当我在学校最后一年和同学们一起实习的时候,认识了工作单位那位年纪比我大十几岁的经理。那个经理没有结婚,又长得不错,同学们都很喜欢他。他非常照顾我,还常给我一些个别的指导。从小我总觉得父母比较爱哥哥,都忽略我,这样特别的照顾正是我所渴望的。有时他会在下班后请同学们去他家喝咖啡聊天。起先是几位同学一起去,后来变成我一个人去。能够单独与他相处,拥有他全部的注意力,我感觉从来不曾这么满足过。虽然有人警告过我,那个经理其实很花,只是想和我发生关系而已,但是我不觉得这样,是他们不了解他。我每次去在他家待的时间越来越长。终于有一天,他要我留下来陪他过夜。我没有和别人有过肌肤之亲,我当时好像突然惊醒,连忙拒绝,然后仓皇离开。

从那天开始,我和他似乎在上班时互相回避对方的眼光,我感觉彼此的距离变得好遥远。从小在家里和家人的感觉似乎全部涌上来。好像再度回到那个没有人关心的状态。我又过了一段下了班独自回家的日子……

说到这里,惠玲陷入沉默。我知道后面要说的才是最重要的,需要一点时间酝酿。我等了几分钟,然后问她:"后来呢?"

她深吸一口气,看着遥远的前方,然后说:"后来实习终于要结束了。在结束的那天晚上,我来到他家,他来开门,惊喜地请我进去。我默默地走进我们曾经相处过许多时光的客厅,鼓起勇气转身问他:'你爱不爱我?'他有些错愕,没有回答,我又问了一次:'你爱不爱我?'他把眼神转开,含糊地回答:'爱呀,我们等一下再谈,好不好?'接下来发生了什么,我记不太清楚……"

她的声音越来越微弱,由哽咽转为啜泣:

"我只记得当他压在我身上的时候,我在心里不断告诉自己:他是爱我的,他是爱我的……"

她的最后几句话我毫无防备,我的胸口纠结起来。我仿佛看一个孩子,渴望着父母的爱,但是在不断的失望后,学会从幻想去得到满足。我很小心地控制呼吸,逼退眼眶中的泪水,以免她注意到我的反应而打断情绪。

　　"我不记得我后来是如何离开他家的。他也没有再打过电话来。好长的一段时间，我每天关在房间里责骂自己：你怎么会那么笨？你怎么会那么笨？后来我无法这样痛苦下去，决定把这件事埋葬起来。慢慢地我也变得没有感觉了……其实我明明知道，他并不爱我，为什么我还相信他？你可不可以告诉我，为什么我还相信他？"

　　我想到有多少次我明知有问题，却为了证明什么，仍然说服自己去相信别人。在发现真相后又陷于自责：我就知道！我就知道！对于惠玲的问题，我没有任何聪明的分析，脑海里浮现 Kennith Wapnick 解释奇迹课程补编里"心理治疗"一章说的：当治疗师发现他与个案是一样的，而愿意共同携手迈向宽恕时，治愈就发生了。但对于承认我也是一样的，还是有些困难。于是决定泛化，并为了掩饰我的鼻音，我用一种治疗师沉着、充满智慧的声音说："每个人都在做欺骗自己的事，我们宁愿相信那些都是真的。"

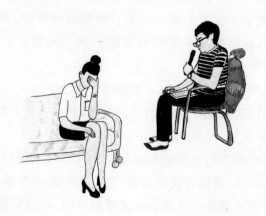

她对我的回答愣了一下,你说每个人……啊,哈哈……她似乎突然放松了对自己的逼迫,大笑起来。笑了几声之后转为放声大哭。看到她这样,我安心了不少,我知道她已开始接受这件事,也就是开始原谅自己了。我一方面惊讶于奇迹课程所说治疗层次的疗效,另一方面,当我对她说那句话时,我的心头微微一震,似乎自己内在某些紧缩的东西也开始松动了。

　　"可是为什么? 为什么人要欺骗自己?"她几乎是哭喊着。"因为我们有一个被爱的需要。"当我听到自己说出心里浮现的这句话,我再也忍不住,任由泪水滚滚流出,只希望她没有注意到我已泛滥成灾。我的担心显然是多余的,当惠玲听到这句话,立刻哭倒在面前的抱枕上,不断地喘气。我知道这已经直接碰触到她最深沉的部分,但对我又何尝不是。所有我认为自己做得对的、不对的事,只是为了想要满足我那被爱的需要,一切的罪咎都不曾发生过。我允许我和她共同浸淫在此刻的状态中,我们都需要被这样好好地治疗。

　　结束时,她的眼睛变得分外明亮,依旧闪着泪光,却又笑得如此灿烂。她好像想要对我说什么,却又说不出来。我告诉她:"我知道,什么都不用说,回去好好休息。"当我开车回到家,躺在床上,心中觉得满满的。我想到存在主义治疗大师欧文·亚隆(Irvin D. Yalom)曾经提到,他在进入这个领域之初,接受过 700 小时的心理分析。但他印象最深的不是任何精辟的分析,而是有一次当他在涕泗纵横地诉说自己小时候对母亲的怨恨又深感罪恶时,治疗师轻轻地把手放在他的肩膀上,对他说:"我们都是这样长大的。"这句话里最重要的是"我们"。他突然觉得自己不再孤单,而一切都被宽恕了。

我想，这就是奇迹课程里说的没有人能单独治愈，心理治疗师在他的心中告诉患者，他的一切罪过都已被宽恕了。如此，自己的罪过也一并受到了宽恕，双方的治愈是同时发生的。而在这过程中，当我看到自己与惠玲原来是一样的时候，我要说的话语自然会在心中浮现，无待思考。我猜这是圣灵为了治愈我们，而透过我来发言，或许这才是真正的心理治疗吧。

　　后记：在结案了几个月后，有一天惠玲打电话给我，除了谢谢我的治疗外，她说她最近精神很好，对很多小事也会觉得感动，生命好像变丰富了，她想要和我分享她的喜悦。我们谈到她学生时代的那件事，她说现在感觉好像很遥远、模糊了。我想这代表她已经宽恕那个经理和她自己，而愿意让这件事过去了。

（文：王敬伟，2004—2005）

案例分享(四):
都是我的错

"都是我的错,一切都是我造成的。"淑珍(假名)在电话那头努力地认罪。淑珍是我认识一年多的朋友,同时也是我的当事人。她因为在工作上的人际关系有些困扰,在我们认识几个月后,来找我咨商。我本来因为双重关系,觉得不太适合。但她说很难信任别人,所以我还是答应了。

从我们谈过几次以及之前的相处中,我发现出生序为长女的她很容易自责。这次是因为她的主管对我的工作坊有兴趣,但我在开新工作坊的前两天才想起这事,请她转告她的主管。结果她忘了说,等到想起来,开课时间已过。她赶忙打电话来道歉。

"你没有错,是我告诉你太晚了。"我安慰她说。

"不不不,你告诉我的不算晚,是我忘记告诉他了。"

"我告诉你的时候,只剩一天了,就算他要来,也来不及安排时间。"我想要说明这她的责任没有那么大。

"如果我第二天就告诉他,他还是可以安排的,所以都是我的错。"她仍然坚持道。

"是我的错,我没有想到早点告诉你。"我还想努力一下。

"你没有错,都是我的错。一切都是我造成的。"

就这样，我们拉锯了几分钟。我的安慰似乎丝毫不起作用，反而加强了她原来的认知。我觉察到我有一点点累的感觉，好像在对抗什么。我突然发现到我在干吗，我那个爱玩的部分就跑出来了。

我说："你确定？"

她说："确定。"

我就说："好吧，那就不跟你抢了。"

"抢什么？"

"全部都给你，都是你的错。"

她愣了一下，然后大笑起来："不要不要，通通都给你，我不要了。"

"你刚才不是一直坚持说都是你的错吗？"我故作不解状。

"我现在不要了，你全部拿去。"

"不行不行，我不能做这种事。你比较需要这些罪恶感。"我很体谅的说。

"我不需要，我不需要，还是你通通拿去吧。"

我们进行了第二回合的拉锯战两三分钟，我觉得差不多了，决定开始第三回合。

"你确定你都不要了？"

"对。"

"好吧，那么都是我的错，罪恶感全部归我。"我故技重施。

她又愣了一下，赶快说："不行不行，你不能全部拿走。"

"你刚才不是说你通通不要了，叫我全部拿去吗？"

"我还是需要，我不能完全没有罪恶感。"

她说的是真话。

"那你要多少？"

经过一番讨价还价，我们以她拿 80％，我 20％成交。

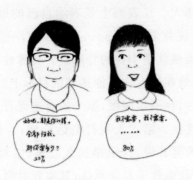

当然，这番对话虽然是半开玩笑，却也是真实的表达：我们经常是自己抓着罪恶感不放。小我需要罪恶感来折磨自己，在这种折磨与想要挣脱却挣脱不了的拉扯中，我们可以强烈地感受到自我（小我）的存在。

在第一回合的拉锯战中，我和她不自觉的抢夺罪恶感，认为自己真的犯了罪，而且还要努力的说明自己罪证确凿。

在第二回合中，当我们先后发现了自己在做什么，纷纷走避，互相推让，想要摆脱罪恶感的纠缠。但事实上，当我开玩笑说过错全给她的时候，我觉得有些心虚，很怕她一口答应，那我不是全都没有了吗？

在第三回合，我们才发现，即使有意识到，我们的小我还是需要某种程度的罪恶感，作为自己存在的安全保证，差别只是每个人需要的程度不同而已。

挂了电话，除了觉得好笑以外，我还有一事不解——为什么一开始的时候她要一直说："一切都是我造成的？"说这句话的目的到底是什么？有什么好处？我就自己重复地说这句话，说到第三次以后，我才恍然大悟。原来说这句话的时候，我觉得自己很伟大。在表面上是表示自己的道德感，而隐藏在背后的，是在说你看我的 power 有多大，一切都是我造成的。这个根源当然就是小我的特殊性。特殊性是不可能与人共享的，因它建筑在唯有你才能达到的目标上。

想通了以后，我不禁佩服，原来的奇迹课程里对小我的说明早已解释了这些。第二天我打电话给她，告诉她我昨天后来的觉察。她大笑着说，这正是长久以来，她对自己的感觉。听到她的反应，我也敢于对她承认，其实我对自己也常常有同感。透过这样的觉察与分享，我发现我也比较可以原谅自己会要有罪恶感与特殊性。而吊诡的是，当我可以这样原谅自己的时候，我对罪恶感和特殊性的需要也减少了，好像小我比较没力了。完形治疗创始人波尔斯（Frits Perls）说过："觉察本身就有治疗的功效"，指的就是这个意思吧。

（文：王敬伟，2004—2005）

案例分享(五):
施与受

有一天晚上十点多,朋友打电话来说晓慧(假名)的心情很低落。我就打了个电话给晓慧,她的声音听起来有点微弱,似乎刚哭过。她说很不好意思打扰到我,我知道求助对她来说很困难,于是告诉她说我待会儿会去她家看她。

晓慧是我多年前的好友,中间失去过联络,两年前我回台湾,又和她联络上。几次见面后,才知道她有忧郁症,内心总有个声音,不断地批判自己。独处的时候,更容易听到那个声音而情绪低落。虽然有服药了一段时间,情况还是时好时坏。

挂了电话,我想了一下,又打给阿萍,请她准备一下,和我一起过去。阿萍我和晓慧共同的朋友,我想我帮晓慧处理之后,如果有需要,阿萍可以留在那里陪伴她。

接了阿萍到晓慧家以后,晓慧再次表示不好意思麻烦我们。我问她现在状况如何,我们谈了一下,好像她还是很难让自己的情绪完全释放出来,我决定帮她做一点 bodywork[①]。

我请她感觉自己的身体,她说她的后腰两侧在痛。我就

---

① Bodywork 是很多治疗学派,尤其是完形常用的方式。它是治疗师直接透过与当事人的肢体接触来处理当事人的状况。这种方式可以绕过头脑的防卫机制,让当事人与自己接触。

到她的身后，先让自己静下来，然后双手轻轻放在她说的位置，要她呼吸。她好像觉得很痛，双眉紧蹙，口中发出"啊"的气音。我要她吸气到痛的地方，吐气的时候发出声音。她的眼泪就大颗大颗的滴落下来。我在她吸气的时候跟着吸气手放松，吐气的时候跟着吐气手轻压，我同时也观想老天将能量从头顶通过我的身体，经由我的手传送给她。这样做了几分钟，她觉得痛已经减少了很多。我放开手，走到她的前面，又和她谈了一下。她说她的状况已经好多了，想要休息。我确认她不需要我们留下来陪她，便和阿萍离开她家。

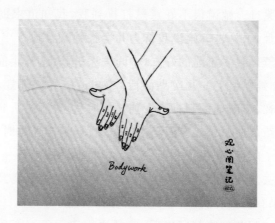

Bodywork

观心阁笔记

在开车回家的路上，我感觉到一种爱的能量，那是一种温暖、祥和、宁静的感觉。不是爱人，也不是被爱，而是一种纯然的爱，我觉得整个人被笼罩在这个爱里面。我让自己充分的去感觉这个状况，一直到它慢慢消退。

在这个经验里，我似乎真正体会到了施与受在真理内是同一回事。我所给的一切，其实都是给我自己的。当你救治他人时，才会明白自己已经得到了治愈。我无法、也不愿用理智分析是什么因素造成这样的经验。信任、关怀、同理、支持、真诚，都无法真正完整的描述。我只能说，那是一种状态，当你愿意，想要为另外一个人做一些什么，而且视为当然的时候，你和她一同去经历，处理她的状况，自然会发生的经验。当我和她呼吸同步，能量经由我的手传给她的时候，似乎在某种程度上，我和她融为一体。对，就是这种融为一体的经验，即使只有几分钟，就足够产生这爱的感觉。或许更正确的说，这种一体感，这种连结，本身就是爱，而治愈就这样发生了。Ken Wapnick 常说的"Let the healing be"或许就是这样吧。

后记：晓慧第二天打电话来说，她已经好几年没有睡得这么好了。一觉到天亮，起床的时候充满了喜悦。我想这也足以说明她的结果了。

（文：王敬伟，2004—2005）

案例分享(六):
需要原谅的是谁?

慧珍(假名)是一位已婚的妇女,大约在十年前,同事带她来希望我能够协助她。原来慧珍的先生有外遇,经常不回家,先生的理由是结婚多年慧珍一直没有生孩子。先生是独子,两个人承受了来自男方父母很大的压力,但是不论怎样的努力,始终没有怀孕,去医院检查也没有什么结果。现在婚姻出现危机,慧珍也查过先生的行踪,知道先生已经与外遇的对象在外赁屋同居。她非常的难过,情绪十分混乱。于是她去上了许多课程,包括一些所谓大师的课,也和一些朋友谈过,得到的答案都是一样的:要她原谅她的先生。她也很想这样做,但是做不到。于是同事介绍她来找我,希望至少让她在情绪上能够得到一些纾解。

在了解了慧珍的状况以后,我觉得她的觉察能力不错,表达也很清楚,于是先用完形治疗的双椅法①请她和先生对话。除了让她处理对此事的愤怒与自己的委屈之外,并理清她内在两股拉扯的声音,让她和我都能够更清楚她内在的对话。对话的结果,她比较能够体会先生的处境,但是她还是决定要

①　双椅法是完形治疗常用的技术,由当事人轮流在两张椅子上交替扮演冲突的双方。

离婚。于是我们就模拟了她离婚以后的生活，包括搬出去住以后，住处要如何布置，以及每天回到家以后，一个人要如何的生活等等。

在那一节结束的时候，我告诉她："我了解你的愤怒与伤心，我也知道你对先生还是有感情，很想原谅他，但是你现在的状况无法做到这一点。也许将来某一个时候你可以做到，但是目前你还没有准备好要原谅他，所以你去上了那么多的课，结果只是更挫折而已。所以，你是否可以接受自己现在的状况？"她说她了解了。最后，我对她说："你现在最重要的是把自己的照顾好，安排自己的生活。"她说她也是这么觉得。于是就这样结束了咨商。

隔了好几个月，在一次小型的聚会上，慧珍又来找我，这次她和先生一起带着小礼物来谢谢我，并告诉我她和先生已经和好，而且她也怀孕了。当时我十分诧异，结果竟是与她当初说的完全相反。为了掩饰我的惊讶（我当时认为咨商师应该保持平静）还有心虚（我只有与她咨商过一个小时，不敢居功），同时当时旁边还有许多人，所以我按捺住内心的好奇，没有问她详情，只是赶快恭喜他们。他们再度表达了对我的感谢，就离开了。

之后我没有对这件事想很多，只是把它归类在我无法解释的个案之一。直到一年多前我重读"奇迹课程"时又想起了这件事。有一天，我突然懂了。之前慧珍一直想要原谅先生但是做不到，这是因为她无法原谅自己想要原谅先生，同时又不原谅自己无法原谅先生。如果各位看官觉得这两句话一时难以弄清，你就知道小我的厉害了①。总之，小我把她困在一个不原谅自己，也就是自责的状态，所以就无法原谅先生。

当我们在不原谅的状态时，是无法原谅任何人的。而后来当她接受了自己当时的状况，也就是原谅了自己的无法原谅，反而要原谅先生就自然容易发生了，因为她是在一种原谅的状态。这种状态是比较接近真理的，身体也就可以自然的运作，或许这就是慧珍之所以可以怀孕的状况吧。

从这个了解中，我领悟到原谅是一种状态，或许就是我们和圣灵（或大我）连结时的状态，与咨商中说的"接受"有类似之处。这种状态其实很多时候都在发生，当我们与自己或别人心理上连结的时候，会有一种祥和、喜悦的感觉。另一方面，这种连结本来是最自然的，当没有连结时，是因为我们让小我从中阻碍，制造混乱。咨商的目的，用奇迹课程来解释，是可以帮我们看清小我在用什么伎俩来阻碍。这个看清可以让我们穿越小我，而与圣灵连结。

完形的解释

在完形治疗中，最主要的是处理未完成事件。简单地说，当我们有需求到达某种强度时，会产生一股动力想要得到满足。这股动力当时被某些原因或力量（例如自己的道德观，信念，他人的眼光等）阻断的时候，就变成未完成事件。它会在

---

① 慧珍一直想要原谅先生但是做不到，这是因为她无法原谅自己想要原谅先生，小我会说："你怎么可以想就这样原谅他？那你受的伤我怎么办？你对得起自己吗？"同时又不原谅自己无法原谅先生，小我又说："你连原谅他都做不到，你太让我失望了。"当她混乱的时候，小我又会说："你到底想要怎么样？你就是这样，提不起，放不下"来增加她的混乱。

内在形成冲突（分裂），吸引我们的注意力，而或多或少地影响正常的运作。处理的方式是去觉察、探索阻断的原因或力量及真正的需求是什么，让这两个部分都厘清后，才能寻找解决方法。

慧珍最深的渴望是想要与先生和好，但是她的受伤、被欺骗的感觉也需要被照顾（呼求爱），但因没有得到照顾而转成愤怒，所以不允许自己原谅先生。愤怒压制了要和好的部分，但和好的渴望仍在。于是她向外寻求支援，去上课及问别人的意见等，但结果却造成第二层冲突：其中一股力量是要说服自己『应该』要原谅先生，以符合自己的高道德标准及众人的期望，这股力量想要压制愤怒，不原谅的部分。前者越更用力施压（包括上更多的课，问更多的人），后者就越奋力抵抗。后者越奋力抵抗，前者就越用力施压（这正是小我的拿手好戏，制造分裂，互相攻击）。冲突不断升高，情况更加混乱，离开始时想要和好的部分就越来越远了。

冲突要一层一层地解决。或许她来找我的时候，就知道我不会用道德来要求她，加上我结束时对她说的话，让她放松了强迫自己要原谅的压力。这个部分失去了立足点，愤怒也就没有着力点，比较容易释放；当愤怒得以纾解后，要和好的部分就自然容易浮现了。

理论说来简单，要穿越冲突中小我一道又一道的防卫是需要功夫的。慧珍勇于去面对自己内心的冲突，进而解开与先生的心结，其中的努力是可想而知的。这样的努力结果也是甜美的。完形的一个重要观念是我们的身心灵是一体的。当慧珍的内心是在和谐的状态时，她的身体也就和谐地运作。当她原谅先生时，她的身体也接受与先生的连结。或许这可以解释为什么她后来在短短的几个月能够怀孕的原因吧。

最后,我必须要说,以上的解释虽然是来自一种洞见,但真正是怎么回事,大概只有上主知道。不过,可以参考的是,要回到内心深处与自己和别人的连结,是要穿越小我的层层障碍,慢慢往回走的。或许就像 Ken Wapnick 说的:"听不出自己的小我声音的人,是不可能分辨圣灵的声音的。"

注:本案例中所说的"原谅",并不是高高在上的"大人不计小人过",而是内心真正的放下,即真正的宽恕。

(文:王敬伟,2004—2005)

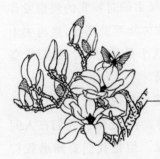

对话王敬伟

成长是一条不归路，
我们为什么要走？

对话王敬伟(一):
看到你总是很紧张,这是投射吗

学员:请问王老师,我上过你的课,看到你我总是很紧张,也很害怕,课程中途会失眠,课程快结束的时候我的焦虑发作过两次,还挺严重的。但是我总感觉你能帮助到我,想再去上课,又很恐慌这种害怕和距离感。这个是投射吗?我要准备好了,比较心安了再参加你的课程吗?

王老师:上过课,会感觉害怕,这个情况常有。尤其是刚开始的时候,这位同学问是不是投射,当然是啊!我们在人间就是在投射,尤其这种越强烈的感觉。但是我们要知道我们到底投射了什么在眼前这个人身上,在这件事情上。这样子我们才知道我们的方向,可以去探索可以去化解。投射当然不会只有在我身上,所以第一个可以看看你会在哪一类的人身上有这种投射。首先是你的感觉,比如你说会紧张,会失眠,甚至还会焦虑。我相信这对你来说不是第一次。

这些我们压抑下去的东西,一定会投射,但也不会说全世界有 70 亿人,我看到 70 亿人都投射。被你压抑下去的那件事情和那个人,有可能被眼前的这件事或者这个人勾起。当被压抑下去的感觉再次浮现的时候,我们会认为是这个人让我有这个感觉。

打个比方，就好像你说我现在胃好痛啊。那怎么办呢？这个好像以前也痛过，也许几个小时，几天，半天一天，它就过了。那我是不是应该等胃不痛了再去看医生？当然是你反应刚好出来的时候去看去处理，效果会更好，效率会更高。因为东西已经到门口了，都快出来了。如果说感觉不强烈的话，或者当时离那个感觉还有点距离，我们还要想点办法，让你的感觉慢慢复苏。我们把这个叫做复苏。我们在课上用的那些代表啊，心理剧啊，场景重现啊，身体工作啊，都是在让压抑下去的部分出来，出来我们才有办法去处理它。这个是重点，而不是再把它压下去，盖下去。我想那个压和盖，你已经试过无数次了。如果有用的话，真的可以让它消失的话，你也不会来听课了，也不需要来上课了。

当我们碰到问题，碰到不愉快的事情的时候，我们的本能就是想要逃避它，压抑它。所以通常都是你真的试了很多次，发现这样子是没有用的，有这个意识以后，大概才会想来上课。要不然之前你一定会试试别的方法。遗忘，淡化，合理化，求神问卜，或者做一些别的事情来逃避。只有在经验过这些逃避的方法，发现都没有用，才会走上这条路。说老实话，我们不会一碰到问题，从来都不逃避就会想来处理，不会的。除非是你走上了这条路，开始有经验了，知道要去面对去处理才会来。

但是如果这个东西你太害怕了，现在还不想碰，那你可以等。不过一般等你心安了，所谓过去了，你大概也不想来了。那另外一方面，也不要勉强自己："我要赶快去！"。也不要逼自己。确实是需要做一点心理准备。如果还没有准备好，硬逼着自己来，心里面会有一个抗拒。那个抗拒，不是我，也不是哪位老师，哪位大师，甚至求神拜佛，就可以把它拿掉的。所以也不要勉强自己。

但是还有一个部分，就是你内在会有一个声音，当然那个声音也许是以人的声音的方式，也许是你心里有浮现一句话，或者一个念头，一个想法，有些人称之为一种感觉。其实那个声音是你知道的："去吧，去吧！"。不管是去上课，去处理，去找咨询师做个案。会有那个声音的。所以试试看吧，"抗拒"和"去"这两个声音都听到，总之会有一个时机的。这个我们称之为"内在智慧"。

有些人来上课的时候，抗拒很多，来教室的路不知道走过多少遍，但那天早上莫名其妙就迷路了。该转弯的地方没转，或者过了头又绕回来。这种事情绝对不少见。或者前一天晚上都告诉自己说不去了，但是那天又起个一大早。就觉得自己奇怪了，怎么搞的，明明不是说不去了吗？所以你内在会有那个部分，当你真的准备好的时候，就是会来的。所以我说，就顺着自己，抗拒太厉害的时候也不要勉强自己。好吗？我们会说你感觉一下。我从来不劝人家来上课。时候到了，该来就会来的。时候没到，勉强也没有用。

这就是对第一个问题的回答。你会从这个问题里面看到有哪些可能性，但是请不要往自己身上套。只是供你做参考。或者我讲到哪一点的时候，你心里咯噔一下，那可能就对了。

如果有上过我的课的同学可能会听到课上讲了很多遍的东西。翻来覆去都是这些话，但是随着你在慢慢走这条路，你对这些话的体会会越来越深。对于新同学可能会觉得够不太着，那没关系，可以放着做参考，或许哪天会有体验，或者是哪天突然就明白了。当你碰到问题的时候，再回来听，突然觉得好像真的是这么回事。

那我们现在一步一步地讲你可能会投射什么。可能是对权威的。你可能碰到权威会有这样的感觉,尤其是当你跟权威比较靠近的时候。有些人会觉得上课的时候,我坐在老师那个位子,我就是一个权威。如果说你不认识我,在街上看到我,可能就不会有这种感觉。你进了教室,看到我,一个老师在那里,你的感觉可能就会浮现。这个例子可以供同学和大家去参考。当然也许你会说:"我不是对所有的权威都这样。"

那你可以看看,对某些人来讲,也许是对男性权威,可能是爸爸。我讲这些只是临时想到,供大家做参考,不用硬往自己身上套。你自己去感觉一下是不是,或者有没有。譬如说对爸爸的。在一个课上,一个场里,我坐在那个位子上,每个人对我的感觉不会都一样。有些人觉得好严肃啊,很可怕。有些人会说不会啊,我觉得很亲切啊。同样的空间,同样的时间,每个人会把不同的东西投射在我身上。这个也很常见。所以你看看,是不是在你的人生中,当你遇到男的老师、领导,这种男性权威,你就会有类似的感觉。

当然还有一种,也不少见。尤其是上我们这种课,疗愈课。我们是慢慢靠近自己。那对于靠近自己我们会有害怕,害怕什么呢?害怕自己里面有一些东西是不想碰的,不想知道的。但是来到这个场,这个场本身有它的能量,是无形的。有时候到那边就会有那样的感觉,平常好像还好好地,一到那边很多东西就会翻出来。甚至有时候什么话都还没说,有些人就开始有感觉。所谓靠近自己,就是靠近自己里面那些我们不想看的,不想承认的,不想知道的那些部分。通常那里面就会有恐惧。

比如说这位同学的例子。所以那些害怕恐慌焦虑，看起来好像发作了，但其实那个本来就在。你本来就焦虑，本来就有个害怕在里面，只是有时候躲得比较远一点，有时候把它隔绝了。有时候没有东西勾到你，我们就以为自己没有。其实本来就有，只是它不时地要出现一下。这就是我们说的，这些都是曾经有过的。

在成长的过程，有某些事件，或者某一段时间，某个环境，当时的父母啊，当时的家庭环境啊，或者有些人是上学的时候，学校啊，老师啊，有给他那样的感觉，让他感到害怕，也许是被欺负，被打骂，或者是被排挤。像这些当时或许也不能做什么，时过境迁，觉得好像可以好一点。这个东西当时没办法处理，也很正常，当时年纪太小，没有可以支持你的人，也只好放着，或者压着，让自己不要去感觉。但是那东西不会不见，这就是重点。

当你不知道怎么办的时候，就会想办法隔绝它。或者有些人会去安慰自己："其实没那么糟糕。"不同程度的痛，不同程度的恐惧，我们会使用各种招数对付。比较大了以后，还会讲道理说服自己："他也是为我好"，也就是合理化，或者淡化："还行啦，比你惨的人多咧"诸如此类。或者实在是太可怕了，我们就把它隔绝掉。但隔绝掉的东西不会不见，它不时就冒出来一下。所以也就是这种冒出来的时候，才是我们在靠近压抑下来的东西的时候。

只有在靠近的时候，我们才慢慢发现，到底是什么东西一直在不时地骚扰我。其实它原本是急性，变成了一种所谓的慢性病。慢性的就是这样，隔一段时间就出来一下。如果不去理它，它好像慢慢也会过去，但是过一段时间又出来。所以反而是当这个感觉比较强烈的时候，正是去探索它，深入它，经历它，化解它最好的时候。如果感觉不大的时候，你还要慢慢地去把它找出来呢。

（本文整理自观心阁微讲堂：对话王敬伟
——成长是一条不归路。宋迎，2018）

对话王敬伟（二）：
我只敢在梦里大哭

　　学员：我最近做梦好几次都在大哭，比较多在快醒的时候，可是完全醒了却哭不出来，好像也不敢哭出声来。我知道我有很多需要哭的大事情，曾经它们被焦虑不安和麻木掩盖，现在貌似可以表达出来，但是又不知道卡在了哪里。我是不是大哭一场就好了？我要怎么大哭一场呢？

　　王老师：做梦大哭，你看其实道理都一样，我们压抑下去的东西不会不见。一般情况下，梦是一个常见的出口。大家上过解梦的，上过导师班的，这部分理论我们讲得很深入了。睡觉的时候我们的防御下降，所以那时候一些压抑的东西会浮现，常见的譬如说，父母过世，当时没有哭，或者不敢好好地哭，梦见父母过世的场景，如果更压抑的话，会梦见其他一些场景，但是都是让他很悲伤的，在梦里面可以尽情地释放，不管悲伤也好，愤怒也好，恐惧也好。梦会以一种比较夸张的方式，去让你感受那些压抑下来的感觉。

　　所以我常说，答案就在问题中。你说醒了就哭不出来，那当然了，就是因为醒了哭不出来，才会在梦里面大哭嘛！什么"可是"？我常讲你把那个"可是"换成"因为……所以……"——我在梦里面大哭，"因为"我醒了哭不出来。

你不敢哭！

这牵涉到后面的问题，也就是说情绪是第一步，当我们所谓要去面对，要去处理，至少在我们这个学派，这个路线，情绪是我们第一步要去处理的。处理的意思就是说，至少你要知道你有一个情绪，有一个什么样的情绪，例如悲伤、愤怒、恐惧，或者焦虑、委屈。当然它会被压下来，因为我们有另外一个恐惧，让我们不敢去碰它，那就是所谓的"障"。

你会问，我是不是大哭一场就好了。我说是啊，对啊，你哭啊，你哭得出来吗？然后你就说，那我要怎么样大哭一场。你要知道的是，光逼自己哭是没有用的。那你就变假哭，这也不少见。有些人说："噢，来上课就是哭呀，那我知道了。"那种哭也是假哭。我们上过导师班的同学也知道怎么样分辨真哭假哭。假哭是没有用的，只是给自己一个交代而已。

重点是看到让我不敢哭的障碍是什么。

所谓障碍，大概都是恐惧或内疚。譬如说我要是哭的话，就会受到惩罚，小时候哭的话就会被打，被骂，或被遗弃，会有人说不理我了，不要我了，诸如此类。或者哭会觉得内疚，好像会让爸妈伤心难过。所以说这个障才是我们要去看的。这个也很常见，我们的文化和教育，至少在大部分时候并不鼓励这种所谓的"负能量"，所以就要假装开心，假装淡定，或者就要压着，其实压着别人也知道，表面上看起来在笑，那个笑里面有种很凄凉的感觉。

所以你要知道，哭不出来的障碍是什么。

不管障碍是什么，其实处理方式都一样。第一是去看到，去知道，自己有一个障。比如这个障是哭了以后会被嘲笑，很丢脸，或者觉得自己很没用，或者让别人很难过，会造成别人的负担。这其实是一个决定。也有些人会反过来，动不动就大哭。不同的人对于同样的情形，做的决定未必是一样的。所以要看到自己的决定，以及那个决定下面的恐惧或者内疚。内疚和恐惧其实到最后也是同一回事。甚至可以看到那个情绪在你身体的某个部位，像胸口啊，喉咙啊，或者在胃里啊。慢慢去感觉它。

有些人就会问，到底要怎么做呢？

刚开始的时候，尤其是压得越深的人，不会听到我这么说，你就可以哭了。你哭不出来的。例如身体的反应是眼泪一出来，可能马上习惯性的憋气、吸气，或者头脑里所谓正能量的想法马上就出现。因此需要有专业的协助，包括找咨询师也好，上课也好，或者找知道怎么处理的朋友也行，他们对你的情绪是可以接纳的。在他们的陪伴和协助下，你会比较敢让这些障碍开始松动，让这个情绪可以一点一点地出来。

能有专业的协助当然最好，如果没有的话，至少有一个可以接纳的人听你讲，那也比没有要好得多。不要问我，回家自己该怎么做。那表示你还不是那么想要解决，只是觉得如果可以的话最好，不行的话也没关系。我们前面有讲过，专业的协助包括我们会用代表，帮你把一些自己都不知道的，自己以为已经过去的东西讲出来，也包括场景重现，让那个感觉真的浮现，然后我们用身体工作或者让代表帮你表达，这个时候，情绪自然会开始流动，然后会开始流畅。但是它是有个过程的。而非"你来，你来，处理一下"就好了。不会的。这是一个渐进式的过程。

慢慢地走那个过程，自然该发生的就会发生。

（本文整理自观心阁微讲堂：对话王敬伟

——成长是一条不归路。宋迎，2018）

对话王敬伟（三）：
我陷入了压抑愤怒的死循环

学员：看到奇迹课程说的一切外境都是内心冲突的表现之后，陷入了一种骂别人骂不出去，又无法骂自己的死循环。觉得在别人身上有情绪的地方都是自己的投射，是自己不允许自己有的部分。结果变得进退两难。想问老师这种时候该怎么解开千千结？

王老师：这个也是常见的。

有些同学会喜欢看理论，奇迹课程大部分都是理论。理论是个地图。它讲的很多是终极的实相。我们会以为既然是这样，就照着做吧。这里面有个重点，就是你是不是真的已经到那里了。理论还跟你讲说一切都是幻相呢。什么冲突啊？哪有冲突？都是幻相。这是终极的真理没错，但我们是不是真的到了那里？有了地图，并不表示你已经到了那个地方。要到那个地方，还是要从脚下开始，千里之行始于足下。从自己当下的状态出发，慢慢走，你会走到那里去的。

我前面讲的那些就是这个过程，无论怎么走，什么方向，你是会到的，但还是从当下开始。当你有愤怒的时候，先承认我现在就是有愤怒。这就是我说的从当下开始。如果太快拿那些道理来说服自己——那些都是幻相，都是我的投射——

那你就全部都盖住了。跟那些压抑,不敢哭,哭了就恐惧的,哭了就很丢脸,是一样的。效果是一样的。"一样的"是什么意思?就是统统把它盖住,盖住以后你就没有办法去处理它,那个东西反而就一直在。

奇迹课程讲,你对一个东西的隐藏,正是对它的保护。

你用什么方式隐藏?很多人用理论,盖上一层,哎呀!这都是我的投射,好了,一盖,下面的东西统统都不要碰了。所以还是要先从当下开始。我不知道你说的奇迹课程是不是我教的,或者只是看书,或听其他老师讲的。当然每个老师可能会有不同的说法。我的方式就是老老实实的从自己当下的状况出发,承认我现在就是生气。

你说奇迹课程上面说的,一切都是投射。它没有说你不准投射啊!这个我们讲过太多次了,因为这种现象太普遍。绝不会说只有在大陆或台湾,而是全世界都一样,包括在美国也是一样,很多人拿这个理论来套自己,反而变成一种压抑,一种掩藏。这就是我们说的,你所引用的奇迹语句,这些话本身都对,但你讲这些话的目的何在?你是从哪一个出发?所谓从哪一个出发,就是从圣灵的角度还是小我的角度?小我也会看奇迹课程,也会背奇迹课程。它会拿那个东西来打压你自己,在所有灵修的体系里都有同样的情形,不只是奇迹课程。

先从承认自己的现实出发,如果有愤怒,就好好地经历。"好好"的意思是要在安全的空间,用安全的方式。而不是跑去找那个人,把他大骂一顿,甩他两巴掌。所谓安全,就是没有后遗症。要不然你骂了他,他又反击,冲突更严重,你更难受。然后你又产生新的冲突。或者是骂完以后你自己就先内疚了，又产生新的问题，千千结！所以我们要用的方式是没有后遗症的。

　　为什么我们在课上会用代表，或者有时候用空椅代替，大家上过奇迹课程的话，就知道我们有用一个叫做"三角宽恕"的方法，一切都是你自己一个人就可以进行的。就这样一层一层的，从最深的投射到表面的愤怒，看似好像是突然之间发生的，其实是有一个发展的顺序的，所以我们要回到那一刻。但是那一刻你就是恨他，恨他害你。当你不先承认愤怒，而是直接告诉自己说"那是我的投射"的时候，内在已经在打架了。然后你就会有新的冲突。只能老老实实的承认，我知道那可能是我的投射，可能是，也应该是，但是我现在没有到那里，我在往那个方向去。

　　当你愤怒完了以后——你是不是瞧不起我啊？你根本就不理我啊？你觉得我没用是不是？你觉得我很笨是不是？你就是嫌我嘛——这些话说出来，慢慢地你的情绪降下去以后，你可能看到，或者它自然浮现（这些都是自然浮现的，也不用套理论。）：奇怪，为什么一天到晚都碰到瞧不起我的人？每个人都嫌我没用？当你说，"每个人"，或者"大家"，你会看到，不只是跟这个人有这样的感觉出现，跟别人身上也会出现同样的感觉。压抑下去的东西不会不见，它会不时地浮现：咦，同样的感觉好像经常出现！这好像是自己常常会碰到的一种状况。那时候这个东西就开始深入了。那它可能是："为什么我会这么在意他讲的那句话，或者他做的那件事情？"那个时候我们可以慢慢前进——是不是我自己也很心虚？这些不要硬套，千万不要硬套。硬套就是又在跟自己对抗。所以说要用安全的方式，在安全的空间，一层一层的。愤怒出来以后，可能觉得很悲伤,觉得自己真是没用,每次碰到这种情形我都只能忍气吞声,然后自己都瞧不起自己。所以你看,会一层又一层的,甚至到最后,为什么我会瞧不起自己,小时候怎么样怎么样,这个我们就不多讲了。甚至我在愤怒里面,我除了气他以外,我还气我自己,我气我自己为什么不敢说话,为什么还在讨好。

你看,如果我们不是从第一层开始,这些下面的东西统统看不到。这些看不到,你怎么会真的承认,那些都是你的投射?

即使你嘴上讲,这些都是我的投射,我告诉你,你不是真的有那种感觉,或者那种感觉太微弱了。

所以其实很简单,今天到这里,所有的回答,都是一样的。就是从你当时的状态开始。理论是个地图,地图需要你慢慢地在现实里走。地图可以做参考,但是不能替代实际的旅程。所以不要跳,老老实实的,这叫老实修行,老实操练。从你当下的状况,当下的情绪开始去面对它,承认它甚至让它出来,用我们说的安全方式。上面一层出来以后,自然就化掉了,下面的东西才会上来,你就去经历它。

那个时候慢慢会看到,原来真的是自己在投射。那不是套用理论来的,是你真的明白了。

（本文整理自观心阁微讲堂：对话王敬伟
——成长是一条不归路。宋迎，2018）

对话王敬伟（四）：
如何面对情绪

问：学习正念里说，对情绪不要跟随，看着它们升起再落下就好了。佛学里也时常在说放下和不跟随。奇迹课程里也一直再说不要相信外在的幻相。可我们在工作坊里一直做的似乎又是在跟随情绪。想问问老师如何整合这些不同的方法？

王老师：这和上个问题有类似之处。我们前面也埋有伏笔，不只是学奇迹课程会这样，包括有些人学正念，学沟通，当然也包括奇迹课程，会拿所学的道理来压制自己。其实我刚才前面都已经讲过了。问题里面说：对情绪不要跟随，看着它起落。没错，我要说它没错。但是，你要看清楚它。有没有？你要看着它起落。什么叫"看着它"？是看到我在生气，然后不让它发出来就好了吗？确实是，当你在这个情绪刚升起的时候，当刚起心动念的时候你就看到了，通常那个时候也不要说什么不用跟随。你只要看到它，那个情绪就慢慢降下去了。其实这个是情绪理论，我们的觉察初级里面就会讲到。

如果你觉察能力很高，你常常在观照自己，观照的另外一种说法就是"觉察"，你对自己了了分明。有东西起来，甚至将起未起的时候你看到了，它就降下去了。你根本也没有什么要不要跟随的问题了。但是,如果你用各种方式去压抑它或者忽略它,或者麻木自己,像有些人到最后就把自己修到没感觉。那东西一直在累积,你不给它一个出口,光是用观照,除非你功力很高,要不然的话,光是观照,光是看着它,那不够的。这不是讲道理,这需要你自己去实验,实验是检验真理的唯一准则,多年来我去实验过,什么方式我都试过。

我也做过用很大的阵仗去处理情绪,这样的方式走过好几年。用观照的我也试过。有时候这个方法有效,有时候那个方法才有效,当时我也在想,每个方法讲起来都对啊,也有它有效的时候啊,到底是怎么样才对?后来我慢慢地了解到,其实所谓用哪种方法,要看你情绪的强弱。情绪很强烈的时候,如果没有给它一个出口,充分经历它,甚至在有人帮忙的情况下,让它全部都出来,而只是观它,可能会发现每次观完之后,过一阵它又会出来,而且每次强度都一样。当然不是说一定会这样。另一方面,当累积的东西处理到一定程度的时候,慢慢地你只要观照就可以了,像我现在大部分时候只要观就行了,因为已经对自己很敏感很清楚了。对自己的觉察有到一定程度,情绪刚起来,或者将起未起的时候就看到它,也承认它。

所以现在很多修行人会拿那个理论来打压它——都是你的投射,那都是幻相——反而把它压下去了。所以不一定哪个才是对的。要看你自己在哪个阶段,还有情绪升起的时候的强度。

这让我想起之前看过很多超个人心理学的书,像 Jack Kornfield(《狂喜之后》、《踏上心灵幽径》)、John Rowan,其实他们都有提到,他们都是心理学博士,也有接受佛教或者禅修的修行，里面跟我讲的不谋而合，也是情绪比较浅的时候用观照，开始一路慢慢往上升，如果说观照不到，或者够不着，也有用呼吸啊，角色扮演啊，他们的书里面都有提到。我们所见略同。所以经过体验后发现，都可以用。如果执着那个方法，反而是着相，反而变成一种执着，一执着就变成障。目的就是它的内涵，那个才是最重要的，所谓的内涵就是好好地去看清楚它，所谓看清楚，有时候光用观的会不够，你要跳进去，好好地去感觉，它在你身体的哪一部分，甚至你身体会发抖，会叫，会想捶，让它发出来（但是要用安全的方式）。当你充分经历它的时候，自然它会慢慢过去的。很多人会担心如果我真的去面对它，就承认它是真的了。你在那一刻当然感觉它是真的啊，你看你怕得，碰都不敢碰。真得要命，对你来说。但是，还有一个很有趣的现象，你只要一开始面对它，它对你来说就开始没有那么可怕了，你就开始觉得它的力量不如你想象的那么大。这个有经验的人就会了解，没有经验的人我怎么说你也不会相信的。

当你转身面对的时候其实你的力量已经出来了，然后你好好地去经历它。当慢慢穿越过去以后，它对你来说好像就真的不再是一回事了。慢慢你会真的了解，哦，原来那真的都是我在想象，那是个幻相，那个东西很虚幻。它开始没有那么真了，那么具体了。对，以前是发生过那些事，但是你的注意力已经不在那上面了，对你来讲就是过去了。所以那个时候你会真的体会到，原来那真的是个所谓的幻相，（"幻相"一词，对于还活在人间的我们来说，指的是"无常"，不是那件事没有发生过，而是你对此事的解释，情绪感受，甚至切身度，都是会变的。）也就是说，它对你就只是以前发生的一件事，甚至你会想不太起来。以前一想到这件事就气,劝自己放下,但整个细节,当时谁说了什么话,一清二楚。当你慢慢让它过去以后,你会记不清楚了,甚至别人对你讲那个时候那个谁对你怎么样,你还要想一会儿说,对哦,好像是诶。对你来说它真的过去了。所以那个时候是真的放下了。放下是自然发生的。

你要放下之前,先要知道自己抓了什么。抓了什么不是看到我抓了一个愤怒不放,我抓住一个悲伤不放,我抓住一个委屈不放。不是这样的。这只是表面那层而已,你要看到它其实是一层又一层,统统把它看清楚,统统去经历它,慢慢地它自然就放下了。那时候,同样的事情,你想生气都气不起来。甚至有人在为你打抱不平的时候,你会觉得还好吧,没有什么大感觉。它是自然会放下的。

(本文整理自观心阁微讲堂:对话王敬伟
——成长是一条不归路。宋迎,2018)

对话王敬伟（五）：
我活成了"应该"的样子

问：在参加了一些学习之后，我发现自己似乎越来越压抑了，而且总是用学到的东西要求自己，例如沟通的时候要多聆听，要尊重别人。我觉得自己都"不是人"了，而且活成了一种"应该"的样子。我真的想把我的脑袋放到水里洗一洗，可以不用那么多"应该"来要求自己，能够畅所欲言的表达自己，哪怕是去伤害别人。我这个是什么毛病啊？

王老师：我们学了很多东西，然后拿那些东西来打压自己。

我不是说你讲得不对，奇迹课程讲得没错，包括正念也讲得没错，在沟通课上面讲的也都没错，但是我们如何达到那一步？我们在这个问题里看到的是好像我想赶快变成那个样子，那个书上说的，那个老师说的，那个学派说的那个样子。所以你会觉得自己都不是人了，你把原来的打压了，然后你想装成那个样子，假装自己已经是那样了。所以你会觉得自己"不像人了"，有没有？是一幅神像挂在那里。永远慈悲，永远带着微笑点头。首先，你装的时候，别人是有感觉的，只是你装的像不像而已，但是装就是装，不会真的变成那样。我们通常有一个误解，我以为我装久了，就会真的变成那样。不是的。装久了,是你不知道自己在装。你以为自己真的就是那样,就像你戴一个面具戴久了,每天照镜子都看到那个面具,最后以为自己长得就是那个面具的样子。但是你心里面会清楚,里面的东西只是压下去盖着而已。

看你这样讲,我还觉得你蛮有救的,至少你学那个东西没有学那么成功。恭喜你。

并不是课本身有问题,而是你心里面如果有一个企图,希望自己上了这个课以后就变了一个人。当然通常是啦,我想你去上这个课应该也不便宜,我们常常希望自己上了一个课以后,就可以脱胎换骨。但我们前面讲过,改变是渐进式的。

我给你个建议,如果你去上沟通课,你试着先聆听你自己,跟自己对话,就隐含了你先知道自己有什么情绪,有什么想法。你承认或不想承认都可以。你看到你很恨自己是那个样子,例如很情绪化啊,很怎么样,自己怎么会有那个念头呢?你看到自己有那个念头,同时你很痛恨自己有那个念头,这个叫做聆听,这个叫做非常非常非常积极的聆听。你把那个先用在自己身上,等到你的情绪降下来了,不管你用聆听的,对话的,乃至用空椅,甚至找人协助你都可以。好好地去经历它,经历过后,当你回到一个平静的状态以后,自然就可以聆听别人了。你自然就在一个无问题区,那个尊重自然就会出来了。

学的东西不要变成拿来对付自己或者打压自己的武器,要不然只是头上加头。当然话又说回来,如果你会有这么多的"应该",也不是上了这个课才这样的,你可能以前就是。以前就是个所谓的好学生,或者所谓的好人。当然也不一定是,不过通常是。不会上了这个课突然变成那个样子。我们都是带着原来的东西去的。

这个时候也许你可以更深地去探索，当你觉察到我有好多"应该"，这个时候就是我们可以继续去观照自己或者聆听自己的时机——那些"应该"从哪里来的？为什么会这么多？好像不只是因为这个课，我其实用了好多东西来捆绑自己。看你愿意走到什么深度了。

如果你愿意的话，可以继续往下看——那些捆绑，让大家认为我是个好人，大家都说我是个乖孩子，听话，懂事——但是里面很多的压抑，很多的委屈，不敢表现出来。慢慢慢慢往里面走。在某些时候，可能是自己控制不了的时候，或者有一个人，在他面前好像可以不用装得那么厉害的时候，这些委屈就爆发了。在老公啊，在孩子面前啊，忽然之间就爆出来。对老公可能还有点顾虑，对孩子有些人就没什么顾虑了。反正我打你骂你你又能怎么样。事后又觉得自己不应该这样子，我怎么搞的？一天到晚骂孩子？然后就上这些成长课或者沟通课。结果你要当的好人要比以前还好，对自己的打压会变本加厉，觉得自己连个人都不是了。

当你慢慢开始接触自己，清理自己，你会发现，以前学到的沟通的东西，你并没有刻意去做，就可以讲出来了。自然就可以开始去讲那些聆听的话语，不用想就能讲出来。因为你到了那个状态，你没有那个障。那是一个我们很自然的状态，当你健康的时候，平静的时候，本来说话就是那样，就很容易聆听别人，因为你内心没有一大堆声音在干扰你，于是可以听得进去了。

能够对别人尊重，不会是在一种内在冲突的状态，有内在冲突的时候就会对自己打压来打压去，还要去打压别人，同时害怕被别人打压。当内在冲突化解后，你自然会进入一种所谓平静，并且跟别人是平等的状态。即便那个人是你的孩子，尊重自然会出来的。那个时候你才会了解说原来在那个课上讲的是这种感觉。那个时候就表示你真的到了。

这绝对不少见，很多人都是去上了那些课，反而把内在的东西压了几个月，甚至几年，最后都爆发出来，里面全都是愤怒。所以压下去的东西不会不见。不管那个人是谁，是父母、爱人、孩子，那个愤怒很强烈，但是看到自己愤怒，又要装得更厉害一点，那时候要完全的接纳是不可能的。你上的沟通课不是也讲了吗？你要先了解自己的状态，环境、自我、他人啊。第一步呢？第一步是了解你自己的状态。自己的状态搞清楚以后，你才能够选择我现在是要聆听呢，还是要表达。第一步先要搞清楚。

（本文整理自观心阁微讲堂：对话王敬伟

——成长是一条不归路。宋迎，2018）

对话王敬伟（六）：
我恐惧死亡

问：奇迹课程说心灵不会死亡，我对此无法理解，我陷入对接近死亡的恐惧中。我知道自己所剩光阴有限，我在生活和工作上变得很积极，但依然掩饰不了自己内心对愈来愈接近死亡的恐惧，我觉得死亡是无法超越。我想问老师，你是如何看待死亡问题，是否曾经对死亡很恐惧，如何和它相处？

王老师：这个问题问到对死亡的恐惧，这当然不容易化解。因为我们对身体的认同已经有百千万劫，或累生累劫，所以很不容易。因为身体会死，我只有这具身体，那么身体死了就是我死了。所以化解死亡的恐惧不会因为我告诉自己我不是一具身体就化解得了，是一步一步。你需要的是去寻找我除了身体以外，是不是还有别的？

我们可以借由意识到我们还有心灵，还有意识，可以从这里开始。先知道除了身体还有别的，慢慢地，你会发现身体只是个工具，是个傀儡，是我的念头，我的想法，甚至是我的情绪来支配我的身体。慢慢了解原来我不是身体，身体对我来讲就像车子一样，我是司机，我不是车，车子在跑，是我让它跑。车子坏了，并不表示我坏了。这是个过程。

我自己是看了很多濒死经验，灵魂出体，或者一些转世的书,还有科学类的量子物理,那些可以帮助我们在头脑上接受。

（本文整理自观心阁微讲堂：对话王敬伟——成长是一条不归路。宋迎,2018）

对话王敬伟（七）：
成长是一条不归路，我们为什么要走

问：成长是一条不归路，可是我们为什么要走？有些人就那样，活着活着也过完了一生，不用上课也不用做咨询，也没有觉得哪里不好。王老师，觉醒，到底是每个人都需要做的功课，还是一部分人需要做的功课？您是否可以结合您的经历，说说您对觉醒的见解？

王老师：成长是一条不归路，可是我们为什么要走？不是要求你一定要走，从头到尾都不是，甚至我跟你讲要慎入，自己要考虑清楚。

但是你里面会有一个声音的，那声音也许对某些人来讲比较明确，清晰，有些人比较混沌，隐晦，甚至根本听不见。每个人多多少少都有的。只是我们要不要听它的而已。

确实，很多人不上课，不做咨询，也过完了一生，"也没觉得哪里不好"，这句话我就不知道从哪里来的了。你怎么知道他没有觉得哪里不好？就像别人也不知道你好还是不好。你到街上看看，看到每个人都很好，每个人在外面表现出来都是一副还好的样子，不好的时候肯定就关在家里不出来了，别人看不到。就像很多夫妻都觉得为什么我们一天到晚吵架，别的夫妻都很恩爱。你们出去的时候是不是也表现得很恩爱？

人家还觉得你们很好呢。第一个，他好不好，你看不看得到？第二个，他好不好，他自己知不知道？

就像我们之前自己里面有些东西，我们自己也不知道。我说过，没有什么事非做不可。你怎么样也可以活一辈子，当然这一辈子有长有短，有些人自杀，你也可以说他活了一辈子。但里面的东西，没有化解的，迟早会冒出来的。这辈子没出来，下辈子也会出来。

每个人的程度，每个人的阶段不一样。问题不会不见，它会不断地出现，通常是我们到了走投无路了，某个时候好像忽然之间真的爆发出来了，实在没办法了，才会走上这条路。或者像有同学会说，是为了孩子，或者为了什么。内在的智慧会以各种方式来提醒你，让你一点点地走上这里。不要走的话也不勉强，浑浑噩噩也能过一辈子。有些人需要，有些人不需要，关键是你想不想要。你是想要浑浑噩噩地活着，还是清清楚楚地活着？你想一辈子觉得很无奈，命运操在别人的手中，人在江湖身不由己；还是你要做你自己的主人？主人也可以过一辈子，奴隶也可以过一辈子。看你自己想怎么过。所以没有什么是一定要的。

对我自己来讲，我就是想要清楚。我从很小的时候就想要清楚，就想知道人生到底怎么回事，所有人到最后都难逃一死，这样的人生有何意义。我不甘于那个无意义感，所以走上这条路，如此而已。你要是觉得你的生活很有意义，不走此路也无妨。当然那个有没有意义是没有什么标准可言的。

（本文整理自观心阁微讲堂：对话王敬伟
——成长是一条不归路。宋迎，2018）

对话王敬伟（八）：
我想变得更好

问：最近在工作上碰到一些事情，受到伤害。我不喜欢搬弄是非的事情，疗愈了以后也更喜欢真实，但是我觉得别人反而利用了我的真实来伤害我。我想问一下老师，在现实生活中怎样保持一份自己想要的真实善良又不受伤害？经常是我们想真心对别人，别人反而咬一口啊！在工作中，对于竞争对手我只是想要各自做各自的，建立良性的竞争，但是结果却是好处都让对方全得去了。

王老师：奇迹课程讲最终我们只有一个问题，也只有一个答案。在心理治疗或者成长路上其实也是一样。

我们所谓的真实，从第一步开始，就是好好地去面对自己，承认自己。重点是对自己哦。并不是说你上了课，从此以后面对每个人你都要掏心掏肺，把心里话说出来，不管好听难听的，我统统都讲出来，那不叫成长，而是一种退化，变成婴儿，变成小孩子了。那时候就变成另外一种强迫——我明明讨厌这个人，我也知道跟他讲不好，可是我告诉自己，因为我要真实，因为我现在上了课，所以我一定要讲出来。

所谓"真实"是看到自己各个层面。你清楚自己有愤怒的时候，你有讨厌他人的时候，也有觉得自己不应该这样的时候,甚至也有看到那些都是自己的投射的时候,自己内心了了分明。这才叫真实,不然的话,就把真实和善良变成另外一个教条套在自己身上。当然,真实和善良是有一个基础的,就是你真的认清了,对方伤害不了你。而不是用这个真实去换对方的真心。

(本文整理自观心阁微讲堂:对话王敬伟
——成长是一条不归路。宋迎,2018)

对话王敬伟（九）：
为什么宽恕之后还是会有怨恨

问：我从 2013 年 5 月开始上王老师的课，做了个案，感觉我自己宽恕了父母，宽恕了自己，这几年我的人际关系、精神状态也越来越好。但是从 2017 年开始，我越来越觉得自己是依然如此怨恨周围人，似乎是无法改变（我和周围人关系变好了，但是内心却感觉怨恨比以前更深，对母亲亦是如此）。我甚至觉得这种怨恨似乎今生已经无力改变。请教老师，这种怨恨今生真的无法改变吗？

王老师：我们对自己内在的探索有很多层面，每一层化解之后会有一个相对的效应，关系好像会比较松动了，甚至会有一段好日子。人际关系啊，精神状态啊，会有一段好日子。这段好日子是帮助我们消退，或者说 settle，让前面走过的那段更扎实。然后我们会准备好进入下一层。

所以那时候会觉得怎么搞的那东西又出来了？甚至比以前更深。那是因为以前没有碰到那个深度，所以很正常，恭喜你。因为这个更深的东西出来，是因为你的内在智慧知道，你已经准备好了，你已经具备那个力量要去碰那个更深的部分。要不然你也不敢碰的，就像我们前面讲的，硬叫你来也碰不到,你的防卫会升起。

（本文整理自观心阁微讲堂：对话王敬伟

——成长是一条不归路。宋迎,2018）